经方妙用：纯中医辨治肿瘤五十年

刘亚娴 著

霍炳杰 李建波 徐江红 整理

U0308023

中国中医药出版社

·北京·

图书在版编目（CIP）数据

经方妙用：纯中医辨治肿瘤五十年 / 刘亚娴著；
霍炳杰，李建波，徐江红整理 . —北京：中国中医药出
版社，2019.12（2021.2重印）
（中医师承学堂）
ISBN 978-7-5132-5691-9

Ⅰ.①经…　Ⅱ.①刘…　②霍…　③李…　④徐…　Ⅲ.
①肿瘤—辨证论治　Ⅳ.① R273

中国版本图书馆 CIP 数据核字（2019）第 188417 号

中国中医药出版社出版

北京经济技术开发区科创十三街 31 号院二区 8 号楼
邮政编码　100176
传真　010-64405721
保定市中画美凯印刷有限公司印刷
各地新华书店经销

开本 710×1000　1/16　印张 11.5　字数 137 千字
2019 年 12 月第 1 版　2021 年 2 月第 2 次印刷
书号　ISBN 978 - 7 - 5132 - 5691 - 9

定价　49.00 元
网址　www.cptcm.com

社 长 热 线　010-64405720
购 书 热 线　010-89535836
维 权 打 假　010-64405753

微信服务号　zgzyycbs
微商城网址　https://kdt.im/LIdUGr
官 方 微 博　http://e.welbo.com/cptcm
天猫旗舰店网址　https://zgzyycbs.tmall.com

如有印装质量问题请与本社出版部联系（010-64405510）

序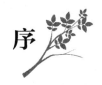

余从大学毕业起（不含随家父做中医学徒2年），操中医业，已逾50年。毕业后留校进入临床就接触恶性肿瘤（按：学术上肿瘤分良性、恶性，而癌为恶性肿瘤之一，依俗称，本文其后泛称恶性肿瘤时以癌称谓）的治疗。始则可谓遑遑然，茫茫然。遑遑然者，20世纪70年代患者闻癌较今尤恐惧，医者临证亦畏难；茫茫然者，治之棘手，拿不准从何"下手"（尤其是晚期癌）。治癌路上，硬着头皮走吧！怎么走？靠的是一个信念：中医能治好癌，而且会有长处；一个决心：突出中医特色，坚持中医理论指导；一把钥匙："苦读书、勤临床、善思维"。这样走下来，感觉越来越顺畅，"遑遑然"变成了"坦坦然"，乐于治癌，长于治癌，且感到"癌已逐渐成为平常之病"；于茫茫然中理出了较清晰的思路和治癌"战略""战术"及遵循的模式（他人或曰此为余之特点），以致多年来"就诊者盈盈，不虞之誉频至"。余之博士研究生、硕士研究生、国家级徒弟、刘亚娴名医工作站进修之省内外国优人才，按此路走，均认为"此路优矣"（书中摘介余学生及进修者医案可证之）。这其中，一个突出的方面即是"善思"基础上的活法，即用药处方要活，而这个"活"不是无源之水，无本之木，是在崇本（尊崇中华文化之本）、铭源（铭记历代医家创立、发展的中医理论，积累的临床经验）、肯登攀（从医路上不停步、不懈怠，一步一个脚印地走下去，一个台阶一个台阶地向高处攀登）上的"活"。依余之实践，包括"经方妙用""时方活用"及"新方创用"，使"寻常之方"成为"非常之方"，"平常之方"显示"平中见奇"，并逐渐创用一些所谓的"新方"。

兹不揣浅陋，将心得体会汇集成册，命曰《纯中医辨治肿瘤五十年》，包括《经方妙用》《时方活用》《新方创用》三部，期望对中医治癌有所裨益。然水平所限，所论难免有不足之处，尚企同道察之、正之。

几点说明：

第一，所言"纯"，是指中医色彩、疗效之"纯"，纯不是排他的，也不是孤家寡人的，而中西医结合亦是余四个坚持之一。如：癌之诊断、疗效判定要借助西医学，西医的一些认识也会为纯中医治疗提供参考，再者，目前不少癌也是在中西医结合治疗下取得理想疗效的。但，应当理直气壮地说，中医治癌有特点，在某些方面也有优势，要争取主动权，不能忘"宗"，不能自"微"，这就是"纯"之隐喻意，也是余之孜孜追求，更是发掘中国医药学加以提高的必需。

第二，所言"五十年"，是指走过的历程，而真正走出些"成色"，则是近些年的事。所举的医案，也多是近些年资料较完整者，有的曾在《刘亚娴医论医话》（学苑出版社，2008年第1版，2014年3月第2次印刷）、《刘亚娴中医证治晚期癌略例》（中国中医药出版社，2013年7月第1版第1次印刷）、《刘亚娴辨治疑难病证例析》（人民军医出版社，2015年9月第1版第1次印刷）出现过，上述专著介绍治疗经过和结果，本书则重在介绍"活用之思"。

第三，近些年对癌的治疗有了很大的进步，疗效也有大幅度提高，但仍有一些问题需深入研究，疗效也需进一步提高。一些病人，尤其是晚期病人，虽能提高生活质量，延长生存期，但最终也有没能留住生命者。因此治癌路上，只有起点、新起点……没有终点。中医如此，西医亦如此，对余而言，更是如此。

余出身中医世家（已历4世），家父在原籍颇负盛名，他曾说过："在疾病的治疗上没有常胜将军。"但又无"不能"，没有治不好的病，只有治不好病的医！余谨记此言，医疗中取得些许成功，绝不"得少自锢"，遇到难点，绝不畏难迟进。治癌路上，力争走得更精彩些，余谓之："路漫漫兮，自当奋进而不殆。"

本书的编撰，承蒙中国中医药出版社中医师承编辑部刘观涛主任大力支持，在著作命名、结构、选材、论述、展示特点等方面均提出了很好的建议，谨致以衷心感谢。中国中医药出版社王一程编辑为本书的出版做了很多工作，亦一并致谢。本书由余之弟子：河北医科大学第四医院中医科博士、副教授、副主任医师、硕士生导师霍炳杰，河北医科大学第四医院中医科硕士、主治医师李建波，秦皇岛市中医医院院长助理、硕士、主任医师、教授、硕士生导师徐江红，河北省中医院肿瘤科主任、博士、教授、主任医师、硕士生导师范焕芳及愚子河北医科大学第四医院外科博士、副主任医师刘羽参编。

刘亚娴

2019 年 5 月

目 录

第一章　肾着汤（甘姜苓术汤）

一、《金匮要略》原文

肾着之病，其人身体重，腰中冷，如坐水中，形如水状，反不渴，小便自利，饮食如故，病属下焦，身劳汗出，衣里冷湿，久久得之，腰以下冷痛，腹重如带五千钱，甘姜苓术汤主之。

甘草、白术各二两，干姜、茯苓各四两。上四味，以水五升，煮取三升，分温三服，腰中即温。

二、妙用之思考

通常而论，肾着之病，不在肾之本脏，而在肾之外府，其因"谓肾为寒湿所伤，着而不行之为病也"（《医宗金鉴》）。但笔者对条文却有所思，若按上述所论，"腰以下冷痛""如坐水中"自在其理，何以"腹重如带五千钱"呢？重者，不举也，何以至不举呢？观徐忠可之论，"腰为肾之府，真气不贯，故冷如坐水中。形如水状者，盖肾有邪则腰间带脉常病，故溶溶如坐水中"，得到启发，而想到带脉问题，又从《傅青主女科》"少腹急迫不孕"得到进一步思考，其言："妇人有少腹之间自觉有紧迫不舒不能生育者，人所不识，谁知是带脉之拘急乎，带脉系于腰脐之间，宜舒不宜急，今脾胃之气不足，则腰脐之气不利，必致带脉拘急，

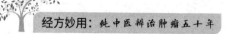

牵动胞胎，精果直射胞胎。或亦暂能茹纳，而力难附载，势必动摇。又或不能节欲，安保其不随孕随堕乎，此带脉之急，所以不能生子也。治法宜宽其带脉之急，而带脉不能遽宽也。宜利其腰脐之气，而腰脐亦不能遽利也。必大补其脾胃之气与血，而后腰脐利，带脉宽，自有维系之力矣，方名宽带汤。人参三钱，麦冬去心三钱，五味炒三分，建莲子不去心二十粒，熟地黄五钱，当归酒洗二钱，白芍酒炒三钱，杜仲炒黑三钱，巴戟肉酒浸五钱，补骨脂盐水浸一钱，肉苁蓉洗净三钱，白术土炒一两。水煎服四剂，少腹无紧迫之状，一月即受胎，此方脾肾两补，又利腰脐之气，自然带脉宽舒。""少腹急迫"与"腹重如带五千钱"相类，前者既有"带脉之拘急"，后者当有带脉之不舒。

傅青主治少腹急迫不孕，用宽带汤以宽其带脉之急，并言"带脉不能遽宽也。宜利其腰脐之气，而腰脐亦不能遽利也。必大补其脾胃之气与血，而后腰脐利，带脉宽，自有维系之力矣"，且其宽带汤中重用白术。可见，治带脉重在治脾胃之气。肾着汤，按尤在泾所言："故其治法，不在温肾以散寒，而在燠土以胜水。"此又与傅青主所言"大补脾胃"相合。

摘肾着汤医家的应用，如《太平圣惠方》，治肾着之为病，身体冷从腰以下痛重，甘草散方，于本方加当归。《方极》中苓姜术甘汤，治心下悸，小便自利，腰中冷如坐水中，若痛重形如水状者。《类聚方广义》，此方加杏仁名肾着汤，治妊妇浮肿，小便自利，腰体冷痛，喘咳者。又治老人平日小便失禁，腰腿沉重冷痛者。又治男女遗尿，至十四五岁犹不已者，最为难治，此方加反鼻（腹蛇露也）能奏效，宜随症加附子。《方函口诀》，此方一名肾着汤，用于下部腰间之水气，阴唇水肿等有效。妇人久年腰冷带下者，加红花与之更佳等。其所治痛也好，重也好，冷也好，均言及"腰"而未言及"腹"，可以想见"腹中如带五千钱"，未引起足够重视，亦可说，忽视了带脉问题。

由上所述，笔者认为，一些证候不要忽视带脉。比如，胰腺癌的治疗就要考虑带脉，此是笔者的一个学术观点，乃源于胰腺癌的症状（胁腹腰痛为环周）引发的一个思考。但中医理论中，对带脉之论述语焉不详，关于其循行只言"带脉者，起于季胁，回身一周"（《难经·二十八难》）。《难经集注》中丁德用云："季胁下一寸八分，是其带脉之穴也，迴身一周，是奇经之四脉也。"杨玄操曰："季胁在肋下，下接于髋骨之间是也，迴，绕也，绕身一周，犹如束带焉，此奇经之四脉也。"关于带脉之功用，杨玄操曰："带之为言束也，言总束诸脉，使得调柔也。"带脉之约束诸经，总束诸脉，不是制约，而是协调，譬犹木制圆桶，要有纵行之板，又要有绕周之"箍"，才得坚实而成为一体。另一方面，带脉犹如"悬空"在体，应有所"提携"，否则就易"陷落"，而提携者，气也，大气、中气皆可提携之，尤以中气更为重要。考虑此点，在调治中，要时时注意调中气，中气和才会"总束诸脉，使得调柔"；且应注意虽有胀痛，不宜妄事破气攻伐，以免气陷而带脉不举。且病程中亦有据证应用肾着汤的情况，因胰腺癌患者的一些症状，也有类似"肾着"之腹重、腰酸痛者。

三、医案举例

【案1】胰腺癌

李某，女，79岁，河北省石家庄市某单位退休职工。

初诊：2013年12月11日。

主诉：腹痛、疲乏无力、食欲不振2个多月。

现病史：患者于 2013 年 9 月出现脘腹痛胀，乏力，腰酸痛，食欲不振，恶心欲呕，体重下降，于 2013 年 9 月 23 日在石家庄市某医院行 CT 检查，示：胰头可见囊性低密度影，边界清楚，其内可见分格，大小约 3.3cm×2.9cm，CT 值约 13HU，盆腔内可见积液影。查 CA19-9：1900U/mL，拟诊胰腺癌。发病以来症状逐渐加重，后就诊于中医。

证候：脘腹胀痛、右胁胀满稍痛，食欲不振，恶心欲吐，乏力，腰酸痛，大便 2～3 日一行，脉弦，舌红苔白厚微黄。

辨证分析：肝（胆）脾（胃）失制，气血郁滞不行，带脉失约。

治法：调"木""土"，行气血，益带脉。

处方：甲乙煎（自拟方）、旋覆花汤、温胆汤化裁。

茵陈 30g，茯苓 30g，薏苡仁 30g，佩兰 10g，泽泻 10g，郁金 10g，柴胡 10g，连翘 10g，生甘草 10g，陈皮 10g，半夏 10g，竹茹 10g，枳实 10g，旋覆花 10g（布包），茜草 10g，杏仁 10g。

水煎服，每日 1 剂，分 2 次服，每周服 6 剂。

胰腺癌是一种恶性程度高、发展迅速的肿瘤，预后甚差，被国际医学界列为"21 世纪的顽固堡垒"，有报道 5000 例胰腺癌患者确诊后平均存活时间仅为 6 个月。面对如此重症，中医如何治疗？笔者认为：我们仍应坚持中医理论指导、辨证论治，但更需要思维活跃。

从该病证候表现看，以肝（胆）脾（胃）症状居多，故当调之。脘腹胁痛乃气血郁滞不行，故当行气血，而症状涉及胁、腹、腰，有如带脉之环绕一周，故治当益带脉。

如何调治"木""土"失制？则应当推敲。王旭高有"疏木培土"和"泄木和胃"之法，因木有甲木（胆）乙木（肝）之分，土有阳土（胃）阴土（脾）之别，"疏木培土"法治乙木（肝）乘阴土（脾），为木横土虚而设，"泄木和胃"法乃甲木（胆）乘阳土（胃），治当辛开苦泄、和降胃气。"疏木培土""泄木和胃"同为木土间的生克制化关系失常，但前者重在肝脾，为肝旺戕贼脾阴，肝气上逆，脾气下陷，后者重在胆胃，为木升土逆，胃失和降。

甲乙煎为笔者调理肝脾之自拟方，重在"疏木培土"，但亦隐有"泄木和胃"。用温胆汤则重在"泄木和胃"。该例患者既有乙木乘阴土而脘腹右胁胀痛、食欲不振，又有甲木乘阳土而恶心欲吐、便秘苔黄，故两法合用之。按前人的用法，似乎"疏木培土""泄木和胃"不能并用之，笔者认为，此未必也，组方全在权衡，不过当分轻重、主次而已。

患者脘腹胁痛涉及腰酸痛乃气血郁滞不行，选用旋覆花汤亦为应用古方的变通。

2014年1月29日复诊：

食欲不振减轻，余证如前，脉滑，舌红苔白。

仍治以前法加焦三仙各10g，炒莱菔子10g，以助脾胃之运化。

2014年2月14日复诊：

病无著变，脉滑，舌红苔白。

上方去焦三仙，加山药15g，鸡内金10g，仍意在健脾胃以助运化。

2014年2月28日复诊：

脘腹胀满减轻，已无恶心欲呕，稍有下肢浮肿，脉滑，舌红苔白。

仍治以原法加芡实10g，泽兰10g，冬瓜皮15g以益脾肾而行水。

2014年3月28日复诊：

下肢浮肿亦减轻，食可便调，仍有腰酸沉，脉滑，舌红苔白。

治疗已显效果，效不更方，仍遵前法治之。

2014年5月7日、6月6日、7月4日、7月23日复诊：

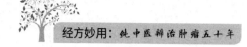

病情无著变而仍以原方略事加减治之。

2014 年 9 月 3 日复诊：

证候：腰酸胀沉重，偶有咳嗽，胸闷，脘腹坠胀，脉滑，舌红苔白。

辨证分析：用药以来，木土失和得调，气血郁滞得行。目前证候有带脉失约之征。

治法：以前法合肾着汤化裁。

处方：茵陈 30g，茯苓 30g，薏苡仁 30g，佩兰 10g，泽泻 10g，郁金 10g，柴胡 10g，连翘 10g，生甘草 10g，清半夏 10g，陈皮 10g，紫菀 10g，地龙 10g，炒麦芽 30g，神曲 10g，焦山楂 8g，白术 30g，干姜 6g，当归 10g，浙贝母 10g，石菖蒲 10g，知母 10g。

水煎服，每日 1 剂，分 2 次服，每周服 6 剂。

本次处方合用肾着汤，意如前述，其中重用白术乃取其"利腰脐间血"，加浙贝母、知母、石菖蒲、紫菀、地龙化痰宽胸，用焦三仙时重用麦芽则取其升发兼具调肝之性以辅肾着汤（此作用本以生麦芽为优，但因缺药，且笔者以为重用之则可补炒麦芽升发调肝之不足）。

2014 年 9 月 26 日因"外感"咳嗽，脉滑，舌红苔薄黄微腻而以辛凉解表化痰利咽治之，"外感"愈后继续施以 2014 年 9 月 3 日之治法。

2014 年 10 月 31 日复诊：

腰酸胀、沉重减轻，胸闷咳嗽未作，脉滑，舌红苔薄黄，据证去干姜、白术（实则减肾着汤）及化痰宽胸之品治之，重在"木""土"同调。

处方：茵陈 30g，茯苓 30g，薏苡仁 30g，佩兰 10g，泽泻 10g，郁金 10g，柴胡 10g，连翘 10g，生甘草 10g，白茅根 10g，炒麦芽 30g，神曲 10g，焦山楂 6g，独活 10g，怀牛膝 10g。

水煎服，每日 1 剂，分 2 次服，每周服 6 剂。

2014 年 11 月 28 日复诊：

小腹不舒（子宫脱垂Ⅱ度，轻），少寐，近日纳差，脉弦，舌红苔白。

辨证分析：中气虚，带脉失约，心神失养。

治法：益中气，疏肝气，益带脉，安心神。

处方：柴胡 10g，当归 10g，白芍 10g，茯苓 30g，白术 10g，生甘草 10g，枳实 15g，浮小麦 30g，山药 15g，鸡内金 10g，生黄芪 120g，荆芥 10g。

水煎服，每日 1 剂，分 2 次服，每周服 6 剂。

以逍遥散配山药、鸡内金、荆芥疏肝气、益中气，甘草、浮小麦取甘麦大枣汤意，缓肝之急而养心安神，重用生黄芪以补中气、益带脉而升陷。用枳实之意，一者配白术乃枳术汤，有"补"（补脾胃）"运"（运气机）相辅之意，白术健脾强胃，枳实为血分中之气药，与健脾益气药相合则抑其破气之弊，此又枳术汤活用之一则也；再者，笔者认为，一些脏器下垂之症，如子宫脱垂、脱肛等，多认为病机中气下陷，但不一定皆为中气下陷，应注意辨证论治（亦有肝气郁而脾虚，以疏肝理气健脾而获效者），对于气虚下陷者用益气升提药时，可少佐枳实。该病例有子宫脱垂，结合前述治疗胰腺癌之思考，故拟此次处方。

2014 年 12 月 23 日复诊：

子宫脱垂减轻，仍有少寐，近来大便 2 日一行，脉弦，舌红苔白，仍以原法治之，加合欢皮 10g 以解郁安神，炒莱菔子 10g 以理气通肠。

2015 年 1 月 16 日、2 月 4 日、3 月 6 日复诊：

诸症均减轻，而继续遵木土同调、益带脉之意治之，2015 年 3 月 6 日复诊后诸症若失。2015 年 6 月 1 日复查 CT：胆囊、胰腺、脾脏及双肾未见异常，未见盆腔积液，双侧附件区囊性低密度影，考虑卵巢囊肿可能性大。复查肿瘤标记物 CA19-9、CA125 均无异常（CA19-9：21.41U/mL，CA125：7.88U/mL）。

至此纯中药治疗 1 年半，疗效甚佳，医患皆悦，仍遵木土同调（自拟甲乙煎为主化裁）以巩固之。后间断对症治疗至 2018 年底，中医药调治已 4 年，诸症若失，情况颇佳，胰腺癌未复发，已 83 岁高龄矣。

西医学认为，由于胰腺癌早期症状隐匿，缺乏特异性表现，故早期诊断十分困难。该例具有典型之症状：脘腹胀痛，消瘦乏力，食欲不振，恶心欲呕等。影像学检查异常，CA19-9 异常增高（按有关资料，胰腺癌血清中含量异常增高，其阳性率可高达 78.7%，而胰腺良性病变 CA19-9 最高为 68U/mL，阳性率约 17.6%），因此可诊断为胰腺癌。当胰腺癌出现典型症状时，多已属晚期，治疗效果也不理想，病死率很高，经统计，各国胰腺癌患者 5 年内生存率仅为 2% ～ 10%，且化疗、放疗效果均不理想。本例经纯中药治疗，疗效尚佳，而治疗的治法及一些思考，则值得进一步临床验证及研讨。笔者曾经诊治数例胰腺癌患者，有出现梗阻性黄疸者，有术后复发出血者，有身体极度衰竭无法进行西医治疗者，经中药治疗，笔者初步体会均可提高生活质量，延长生存期。

【案 2】胰腺癌

管某，女，63 岁，河北省石家庄市某机关干部。

初诊：2010 年 12 月 21 日。

主诉：腹痛、腹胀 1 月余。

现病史：患者经北京肿瘤医院知名专家根据症状、体征、影像学检查（CT 示胰体占位）及肿瘤标记物检查（CA19-9 ＞ 1000U/mL）后确诊为胰腺癌。初诊前行放疗（未及一个疗程），因不能耐受且效果不明显而停止，遂就诊于中医。

证候：脘腹胀痛以胀为著，恶心，虽有食欲但食后不舒，体重下降较明显，便秘，口干苦。脉缓，舌红苔白微腻。

据证以调"木""土"，行气血，益带脉为治法施治，因体质衰弱较明显，而尤重调理脾胃。先后以逍遥散、甲乙煎（自拟方）、枳术汤、温胆汤、四君子汤等化裁治疗，症状明显改善。用药3个月后感觉良好而到南方休养，带中药治疗（间或电话咨询处方，长期生活质量较佳）。

2013年7月因并发黄疸而入住石家庄市某医院，2013年9月22日晨，因呕血去世。

纯中药治疗近3年，其间曾到北京复查，据其云：原经治之西医专家颇觉出乎意料。由本例的治疗，笔者意识到益带脉的问题，并逐渐强化了此认识。

近年来，经治数例胰腺癌均属晚期，最终疗效逊于李某，因此尚有一些问题，值得进一步研究。但纯中药调治之思路，可以说还是十分可取的。

第二章　枳术汤及旋覆花汤

一、《金匮要略》原文

心下坚，大如盘，边如旋盘，水饮所作，枳术汤主之。

枳术汤方：枳实七枚，白术二两，上二味，以水五升，煮取三升，分温三服，腹中软，即当散也。

肝着，其人常欲蹈其胸上，先未苦时，但欲饮热，旋覆花汤主之。

旋覆花汤方：旋覆花三两，葱十四茎，新绛少许，上三味，以水三升，煮取一升，顿服之。

二、妙用之思考

（一）枳术汤

枳术汤原文所言，其形"坚"，其大如"盘"，边实又如"旋盘"，值得推敲，笔者认为此不排除癥积。所言水饮所作，不单指"水饮"，古医家亦有持此论者，尤在泾言："曰水饮所作者，所以别于气分也，气无形以辛甘散之，水有形以苦泄之也。"陈古愚亦如此言，既然别于气分，对比之则含"血分"有形之积也。

考枳实之功用，《本草衍义》指出："故张仲景治伤寒仓卒之病……

皆取其疏通、决泄、破坚实之义。"《用药心法》言:"枳实,洁古用去脾经积血。"《药品化义》云:"枳实专泄胃实,开导坚结,故主中脘以治血分,疗脐腹间实满,消痰癖,祛停水,逐宿食,破结胸,通便闭,非此不能也……为血分中之气药,惟此称最。"枳实的这种作用,正利于破坚积而消癥(肿瘤也是一种癥积),若与健脾益气之品相合则抑其破气之弊,如《汤液本草》指出:"枳实,益气则佐之以人参、干姜、白术。"白术健脾强胃与之相合正此义也。对于白术,《本草通玄》指出:"补脾胃之药,更无出其右者。"《医学衷中参西录》则言:"为其具土德之全,为后天资生之要药,故能于金、木、水、火四脏,皆能有所补益也。"张路玉指出:"枳术二味开其痰结,健其脾胃,而阳分之邪解之自易耳。人但知枳实太过而用白术和之,不知痰饮所积,皆由脾不健运之故,苟非白术之豁痰利水,则徒用枳实无益耳。"

据此,笔者以枳实与白术相配,作为治疗某些消化系统肿瘤常用之药对(如肝癌之胁腹胀痛,水气停蓄;胃癌之脘腹胀满,纳差便干;肠癌之便频,便溏后重)。临床应用,据证调整二药之用量比例(如枳术丸,但未必以白术、枳实2:1用量),即可达"补""消"平均或补中兼消或消中兼补,药虽简而意深。治疗癌症,药不在多而在精,若多药杂陈,有如"韩信用兵,多多益善",难免显示不出清晰明确的章法,则不利于总结经验、开拓思路、捕捉苗头、深入探讨。

枳术汤方中言:"腹中软,即当散也。"亦提示该方之效。

(二)旋覆花汤

旋覆花汤,方列肝中风、肝中寒、肝死脏之后,显为治疗肝病之方,条文曰:"肝着,其人常欲蹈其胸上,先未苦时,但欲饮热,旋覆花汤主之。"所谓肝着乃肝脏气血郁滞不行之病，而其常欲蹈其胸上，可征胸（常含胁）闷不舒之苦状。关于其病机，唐容川曰："盖肝主血，肝着即是血黏着而不散也，血生于心而归于肝，今着于胸前膈膜中，故欲蹈其胸以通之也。"对该方的方解，尤在泾云："旋覆花汤，咸温下气散结，新绛和其血，葱叶通其阳，结散阳通，气血以和而肝着愈，肝着愈而肝亦和矣。"唐容川云："故用葱白以通胸中之气，如胸痹而用薤白之例，用旋覆花以降胸中之气，如胸满噫气而用旋覆之例也；惟新绛乃茜草所染，用以破血，正是治肝经血着之要药。"叶天士医案，凡遇营气痹塞、络脉瘀阻之症，每以此方主之，随证加归须、桃仁、泽兰、郁金之类，颇有疗效。王旭高《西溪书屋夜话录》治肝卅法中肝气证治条下，疏肝通络也选此药。笔者依其理，据证将其用于肝硬化、肝癌的治疗中（病已及血分，着而留瘀，甚于气分也），以茜草代新绛，以其他行气之品代葱白，则不单单拘于通阳行气了。

再从旋覆花的功用来看，"主结气，胁下满……除水，去五脏间寒热，补中，下气"（《神农本草经》），"利大肠，通血脉"（《名医别录》），"主治膀胱宿水，去逐大腹"（《药性论》），"开结气，降痰涎，通水道，消肿满"（《本草正》），《滇南本草》更将其用于乳岩的治疗。

茜草行血通经，《珍珠囊》言其"去诸死血"，《本草纲目》言其"通经脉""活血行血"，杜文燮《药鉴》言其"功专活血""治癥瘕""治臌胀"，《本草汇言》更言其"治血郁血痹诸症最妙"。

综上所述，取此药对，实察古方之理，推古方之用也。该方亦见于"妇人杂病脉证并治中"，为"寸口脉弦而大，弦则为减，大则为芤，减则为寒，芤则为虚，寒虚相搏，此名曰革，妇人则半产漏下，旋覆花汤主之"。《金匮要略译释》云："本节在本书中，除见于本篇外，既见于虚劳篇，又见惊悸吐衄篇，所不同的，本篇只删去'男子则亡血失精'一句，可知此论与方均为后人所缀集，而且旋覆花汤对于半产漏下的虚寒证有所不合。"本说可参。

三、医案举例

【案3】肝癌

褚某，女，75岁，河北省石家庄市郊区，农民。

初诊：2004年8月12日。

主诉：胃胀痛，恶心，便秘伴小腹痛半月余，间断咳嗽年余。

现病史：2004年8月12日就诊，影像学检查发现肝右叶实性占位，腹膜后囊实性占位，门脉栓子，肝功能及乙肝五项检查正常，拟诊肝癌。因年事已高且有心脏病病史而请中医治疗。

证候：脉弱，舌淡红苔白。

辨证分析：肝郁脾虚，胃失和降。

治法：健脾疏肝，和胃降逆。

处方：枳术汤合逍遥散化裁。

柴胡10g，当归30g，赤芍10g，枳实15g，白术10g，茯苓30g，厚朴10g，陈皮10g，党参10g，清半夏10g，山药20g，鸡内金10g，生甘草10g。

水煎服，每日1剂，分2次服，每周服6剂。

2004年8月19日家属代诉病情：

服上方后症状减轻，偶有咳嗽，遂在上方的基础上加杏仁10g，浙贝母10g，以化痰止咳。

2004年9月2日家属代诉病情：

近日咳嗽未作，食欲增加，便秘好转，故仍以 8 月 12 日方加地龙 10g，僵蚕 10g，浙贝母 10g，以化痰通络。

2004 年 10 月 18 日家属代诉病情：

近日咳嗽又著，咳吐白痰，稍有脘胀，胁痛。

辨证分析：患者服药以来脾胃得健，胃气得和，故食欲增加，便秘好转，恶心未作，然痰阻而肺气失宣，肝郁而气机不畅。

治法：化痰宣肺，疏肝理气，行血通络。

处方：在前方基础上用旋覆花汤加减。

旋覆花 10g，茜草 10g，清半夏 10g，陈皮 10g，茯苓 30g，生甘草 10g，当归 10g，桔梗 10g，浙贝母 10g，紫菀 10g，山药 30g，鸡内金 10g，地龙 10g，全蝎 6g，莪术 10g，郁金 10g。

水煎服，每日 1 剂，分 2 次服，每周服 6 剂。

2005 年 4 月 11 日家属代诉病情：

服上方后咳嗽大减。右胁及少腹痛较著，伴有心悸便秘，稍有咳嗽。舌淡红苔白，脉涩。查心电图示：心房纤颤。

辨证分析：前方宣肺化痰，咳嗽大减；疏肝理气，重用行血，胁腹症减而痛又甚，则不宜过用活血通络之品也，《难经》曰："损其肝者，缓其中。"《金匮要略》言："肝之病，益以甘味药调之。"王旭高治肝气之培土泄木法，则以六君子加白芍等品。患者初诊之方即合于上论，故仍以 2004 年 8 月 12 日方治之。脉涩心悸，乃心血不足之证，加柏子仁养心宁神，且与白芍、当归相伍以柔肝。乃参考王旭高所言："肝气胀甚，疏之更甚者，当柔肝。"佐杏仁 10g、浙贝母 10g 宣肺化痰，全蝎 6g、地龙 10g 以通络。

该患者心电图示心房纤颤，引发一些脉诊问题。中医脉诊实有其医理在，笔者体会，若无相当时间的临床体察，难于有所心得。对于脉诊，不能忽视，但应言之确凿，防止牵强。目前中医临床对脉诊缺乏推敲的现象比较多见，兹举几则以析之。

相兼脉：在一些文章的医案中，出现刻诊病人脉弦细，笔者以为值得推敲，因弦脉如弓弦，细脉如丝，显然其韧性、硬度不同，同一时刻脉又弦又细，于理欠通。若因浮、中、沉、单诊、久按，体察有弦、细之况，则当详言，不能笼统地并称弦细，但从历代医家的医案中观察，又不乏言脉弦细者，笔者以为此情况如果是弦如弓弦，又欠硬度或细如丝又多点韧性，而言脉弦细，实则可认为，非弦非细之"弦细"或"细弦"，似弦似细指下难明，读者当细细玩味。

那么，为什么对脉要如此推敲呢？因为它关乎治法。仅以濒湖脉学为例，其言"弦应东方肝胆经，饮痰寒热疟缠身""细脉萦萦血气衰，诸虚劳损七情乖，若非湿气浸腰肾，即是伤精汗泄来"，弦与细主病如此不同，那弦细又当主何病呢？再则，如果治法处方与脉不吻合，那所言之脉如何体察的，又有什么用呢？应当肯定，一些老中医经多年的临床，探究脉理，颇有心得，指导辨证论治亦具奥妙之处。但也毋庸讳言，当前不少阅历欠深者，论病撰文，轻率地说上一个脉，有"乱点鸳鸯谱"之嫌，针对这种情况，强调言脉之重推敲就很有必要了。

再如不少医案诊断时，刻诊言脉结代，也不准确，结为止无定数，代为止有定数，结生代死，同一病人同时刻脉结代令人费解，《伤寒论》条文182条"脉结代，心动悸，炙甘草汤主之"，应是心动悸者，脉结或代，均可用炙甘草汤，并非既"结"又"代"，紧接着183条谈了结、结阴、代阴之脉象，此点值得思考。笔者以为，此仲景深恐读者察脉混乱也。该患者心电图示心房纤颤，其表现应为何种脉呢？一般认为是结、代脉。对此，值得推敲。虽然在心房颤动的某个阶段，可能出现类似结、代的脉象，但多数情况与结、代脉不同。因房颤脉其特点是节律、大小、强弱绝对不整。在一次较强的脉动之后，可能出现较弱或甚弱的脉动。对于这一甚弱的脉动，有时诊脉时摸不清，似乎是结、代脉，实非结、代脉。因结、代脉反映不出节律、大小、强弱绝对不整这一特点。在中医学较早的典籍中，可以找到类似房颤脉象特征的有关描述，如《素问·三部九候论》所描述的"参伍不调""乍疏乍数"。对于前者，归属于后世的涩脉，但涩脉从至数讲属"迟"之范畴；另有一种雀啄脉，脉在筋肉之间，连连数急，三五不调，止而复作，如雀啄食之状，某些情况下，房颤脉亦可见此脉象。因此笔者认为，多数情况下，房颤见涩脉（慢心率房颤），有的情况下，房颤可类似雀啄脉。在一些情况下，房颤脉可类似结、促、代脉。有些描述，对我们通过脉诊预测心房颤动之病情亦有帮助。《素问·三部九候论》说"参伍不调者病""上下左右之脉相应如参春者病甚"，即如捣米状，彼此上下参差不齐则病甚，"上下相失不可数者死"，即大小迟数错乱不整，难以计其至数者死。

由患病到病甚最后死亡，可以说反映了某些心房颤动的脉象特点（其中"上下相失不可数者死"，应该说反映了心室颤动的特点）及其与病情变化的关系，这对临床诊断颇有参考价值。对心电图有间歇者一般可以察其脉或结或代或促，但不能从脉上察出心电图间歇之类型（窦性、室性、房性、结性等），但诊脉即可知心房纤颤，此亦证脉诊之需细心体察也，且分析脉诊亦利于治法的确定，明确了心房颤动的脉形，也就不难确定治法了。因涩脉为血少、精伤、气滞，或夹痰、食、瘀血。因此出现涩脉的房颤应以养精血、调脏气、行气活血、化痰为主要治法；出现雀啄脉应根据具体情况以补心气、养心血、通心阳或行气活血化痰为主要治法；重者应以补益脾肾、固阳救阴为主要治法；亦要参考结、促、代脉的治法随证治之。需要说明的是，以往认为雀啄脉主死候，但应参考原发病及临床表现，不能一概判为死候，此亦证脉诊之不可忽视也。对于脉象，一时难于表达是容许的，一些就诊者，略有小恙，脉无异常的情况也是客观存在的，切忌不加推敲，乱点鸳鸯谱式的配上一个脉。

2007年6月23日家属代诉病情：

诸症减轻，仍以原方治之，2007年8月22日复查CT报告肝内多发实性占位，部分液化，肾上腺实性占位，因无其他症状，故仍以原方治疗。

2007年12月20日家属代诉病情：

B超检查结果，右肝前后径12.7cm，左肝前后径13.4cm，角度钝，表面不平，血管显示紊乱。内部回声：可见多个大小不等的实性团块，部分团块可见小片状液性区，较大的团块13.7 cm×12.4cm，肝内及第一肝门区门脉管壁稍厚，回声增强、迂曲，门静脉内径显示欠清，肝血管血流紊乱。印象：肝内多发实性占位（考虑肝癌）。

但患者诸症不明显，饮食行动如常人，闲时尚与邻居打麻将以消遣。治疗已3年多，且年近八旬，情况亦属始料未及，故仍以2004年8月12日方治之。

2008年8月26日腹部超声检查，肝右叶前后径13.8cm，肝右叶上下径15.0cm，肝左叶前后径9.2cm。内部回声：肝内可见多个大小不等的实性团块，形态规整，边界清，内回声杂乱不均，周边可见低回声晕；右侧肾上腺区可见一大小约10.5cm×6.4cm实性团块，形态规整，边界欠清。CDFI：可见稍丰富血流信号，左侧肾上腺区未见明显占位性病变。印象：肝内多发实性占位（考虑转移），右侧肾上腺区实性占位（考虑转移）。2008年12月2日腹部超声检查，肝脏明显增大，外形失常，肝右叶最大斜径 16cm，左叶最大斜径 13.6cm，肝内可见大小不等强回声及低回声团块，几乎布满整个肝脏。血管受压，走形迂曲。门静脉内径 1.1cm，血流通畅。肝内外胆管未见明显扩张。CDFI：肝内血流色彩紊乱，双肾大小正常，形态规整，被膜尚清晰，实质与集合系统分界清晰，中心集合系统未见明显分离。胆囊大小正常，腔内可见密集点状回声。印象：肝内多发实性占位，胆囊沉积物。病变尚存，然症状无大碍，家属代言，患者年事已高，居住农村，加之自觉症状不明显，故不愿来医院就诊。据此仍嘱以原方服之。

追访：家属言患者服药至 2009 年 4 月，因服药后恶心欲吐，不愿再服药，故停药。2009 年 8 月 8 日于家中死亡，因患者年事已高且有心脏疾患，是否死于心脏疾患？是否有腹水或肝性昏迷？家属皆语焉不详，停服中药后亦未进行检查。

该患者年逾古稀患病，且有心脏疾患，纯中药治疗带瘤生存逾五年，应该说治疗效果是不错的。然限于条件，患者虽多年服中药（所拟中药花费不大），而护理工作（包括调"神"、调"食"、调劳逸等）显然是不足的。2009 年 4 月份有恶心呕吐之情况，若积极调治护理，症状应该会改善的，而继续延长生存期，亦是可能的。可见癌症的护理是十分重要的。

第三章　薏苡附子败酱散

一、《金匮要略》原文

肠痈之为病，其身甲错，腹皮急，按之濡，如肿状，腹无积聚，身无热，脉数，此为肠内有痈脓，薏苡附子败酱散主之。

薏苡仁十分，附子二分，败酱五分。上三味，杵为末、取方寸匕，以水二升，煎减半，顿服。小便当下。

二、妙用之思考

对"其身甲错"，尤在泾释为"荣滞于中，故血燥于外也"。黄元御曰"血气凝濇，外不华肤"，但达"身甲错"时，恐非短期。《太平圣惠方》又以之"治肠痈皮肉状如蛇皮及如错"，因此，未必无虚。

黄元御曰："夫肠痈者，痈之内及六腑者也。"可见其痈未必局限于肠，又曰："乃瘀热在里。"尤在泾则曰："营郁成脓。"《巢氏病源》言其病因为："肠痈者，由寒温不适，喜怒无度，使邪气与营卫相干在于肠内，遇热加之，血气蕴结，结聚成痈，热结不散，血肉腐破，化肉为脓。"《灵枢·痈疽第八十一》曰："寒邪客于经络之中……藏伤故死矣。"可见无论何处成痈，均可现瘀、热、毒、脓、虚（日久）。

由上思之，结合"脉数"，其症状未必"身无热"。

仲景之"肠痈"与今之"阑尾周围脓肿"相通。条文"按之濡，如肿状，腹无积聚"，思之，正阑尾周围脓肿之证。而"少腹肿痞，按之即痛如淋"正阑尾炎之证。另有值得思考的是，《金匮要略》条文又有"肠痈者，少腹肿痞，按之即痛如淋，小便自调，时时发热，自汗出，复恶寒，其脉迟紧者，脓未成，可下之，当有血；脉洪数者，脓已成，不可下也；大黄牡丹汤主之"，"有脓当下，如无脓当下血"。既言"脓已成不可下也"，又为何"有脓当下"呢？岂不自相矛盾吗？笔者以为，言脓已成不可下，是指出不当猛药攻下，以免痈肿破溃入腹，而热毒蔓延，但并非禁攻下，言服大黄牡丹汤后"有脓当下"是指脓毒之出路。《金匮要略》条文云："师曰，诸痈肿，欲知有脓与无脓，以手掩肿上，热者为有脓，不热者为无脓。""脉洪数者，脓已成。"毕竟是脓较多而明显时可见，少量之脓，此鉴别法尚有不足，故服药后脓当下。

笔者以此方化裁用于阑尾周围脓肿，其效甚佳。

该方：薏苡仁，破毒肿，下气排脓，利肠胃，健脾渗湿；败酱草，清热解毒，行血祛瘀。尤在泾言其"治暴热火疮、排脓破血"。《卫生简易方》治产后腹痛如锥刺者，独用败酱草水煎服，足见其行瘀之功。附子微用则假其辛热以行郁滞之气。尚需思考之处在于：一者顿服，二者曰服后小便当下。魏念庭释曰："服后以小便下为度者，小便者气化也，气通则痈肿结者可开、滞者可行，而大便必泄污秽脓血，肠痈可已矣。顿服者，取其快捷之力也。"可识此方之应用可不限于肠痈。

三、医案举例

【案4】阑尾周围脓肿

郭某，男，43岁，河北省石家庄市某厂工人。

初诊：2001 年 3 月 1 日。

主诉：右下腹痛伴发烧 10 余日。

现病史：患者于 10 余日前出现右下腹痛，逐渐加重，继之发热（T：38 ～ 38.5℃），用抗生素（药名不详）治疗未见效果。于河北省某医院查 B 超报告显示：于右下腹探及 4.5×5.0cm 低回声区域，界限不清，中心可见强回声，肝脏轮廓清晰，内点状回声均匀，血管结构清晰。印象：阑尾周围脓肿。查血常规：白细胞计数 $14.8×10^9$/L。外科建议住院手术治疗，家属准备住院，因其妹夫曾患病毒性心肌炎（后遗症期）、病态窦房结综合征，已决定安置永久性心脏起搏器，经笔者中药治疗而愈且多年未复发，故其妹妹力主先中药治疗，而就诊于笔者。

证候：急性痛苦病容，右下腹压痛拒按，发热（T：38.3℃），微恶寒，脉滑数，舌红苔白微黄。

辨证分析：热毒内蕴，气血凝滞。

治法：解热毒，行气血。

处方：四逆散、薏苡附子败酱散、金铃子散合大黄牡丹皮汤化裁。

柴胡 10g，赤芍 10g，枳实 10g，生甘草 10g，元胡 15g，川楝子 10g，桃仁 10g，薏苡仁 30g，银花藤 30g，炮附子 10g，牡丹皮 10g，败酱草 20g。

水煎服，每日 1 剂，分 2 次服，每周服 6 剂。

2001 年 3 月 7 日复诊：

服药 6 剂后，腹痛、发热大减，体温 37.6℃，查白细胞计数 $10.8×10^9$/L，脉滑，舌红苔白。

处方：原方桃仁改 15g，以加重行血，每日 1 剂，分 2 次服。

2001 年 3 月 29 日复诊：

已多日体温正常，腹痛好转，仅睡眠欠佳，脉滑，舌红苔白。3月22日复查B超：右下腹可见一个直径2.0cm的低回声区，血常规检查未见异常，原方加夜交藤10g服之。

2001年4月13日复诊：诸症好转，脉滑，舌红苔白，仍以上方巩固治疗，2001年4月25日复查腹部B超：未见异常，遂停药，其后多年病未复发。

【案5】右卵巢黏液性囊腺瘤癌变

杜某，女，50岁，石家庄某公司职工。

患者于2006年1月下旬感下腹部胀满不舒，日渐加重，2月14日于河北医科大学某医院B超检查报告示：盆腔肿物伴腹水。遂住院（住院号：521521）进行手术探查，术后病理诊断：右卵巢黏液性囊腺瘤癌变。

2008年1月14日因右卵巢黏液性囊腺瘤癌变术后23个月，发现盆腔肿物再次入院。1月18日二次手术，术中见腹腔内大量黄色胶冻样黏液，冲洗约6000mL，盆腔肿物约4×4×4cm大小，内为黏液，盆腹腔、腹膜、肠管、膀胱区等布满黄色黏液，难以清除，术后病理：考虑卵巢黏液腺癌种植性浸润，于2月21日行第六次化疗（TP方案），其后持续发烧不退，且体质衰竭，不能活动，不欲饮食，遂出院中止西医治疗（以上阶段2年余为中西医结合治疗）而单纯采用中医药治疗。

2008年7月15日复查CT（CT号20080715114）示：卵巢癌术后改变，肝被膜下、肠管壁、腹腔及盆腔内多发性占位，考虑转移，大量腹水，脂肪肝。

2009年1月4日因二次术后伤口破溃，在妇科处理：脐下切口处可见2×2cm破口，内延切口上下缘深达前鞘各约3cm，予以清洁换药。

2009 年 8 月 13 日 B 超（B 超号 20090813060）示：肝实质回声致密，左叶边缘局部回声不均匀，右上腹囊性占位，胆囊强回声斑。8 月 14 日复查 CT（CT 号 20090814080）示：腹腔多发囊实性占位侵犯肝脾，考虑转移。

2010 年 5 月 6 日复诊：多日来阴道时有气体排出并偶可见少量粪便，背腹部三处破溃伤口，其中腹部二处伤口偶可见食物（如菜叶，小米粥）流出。

2010 年 12 月 2 日 CT 复查（CT 号 20101202024）示：肝右叶、脾周、腹盆腔内囊性占位，肝被膜增厚，考虑转移，肝脾受侵，肝硬化，脾稍大，右肾囊肿，胆囊结石，慢性胆囊炎。

如此重症，中医药治疗竟使患者存活 5 年 2 个月余（其中仅单纯中药治疗达 3 年零 2 个月）。治疗过程中，应用薏苡附子败酱散。

初诊：2009 年 1 月 12 日。

主诉：手术伤口破溃，于妇科处理一周，伤口未愈。

证候：偶有低热，小腹胀，排便不爽，口干，自汗，食欲减退。舌红苔白，脉缓。

辨证分析：中气不足兼有痈毒内蕴。

治法：补中益气法，清解热毒。

处方：薏苡附子败酱散加减。

生黄芪 20g，白术 10g，陈皮 10g，升麻 10g，柴胡 10g，党参 10g，生甘草 10g，当归 10g，薏苡仁 30g，鸡内金 10g，浙贝母 10g，茯苓 30g，山药 30g，枳实 10g，银花藤 15g，败酱草 30g，炮附子 8g，加蜂蜜约 10mL 同煎。

水煎服，每日 1 剂，分 2 次服，每周服 6 剂。

薏苡附子败酱散乃借用仲景治肠痈之法，以薏苡仁合败酱草排脓行瘀，附子振奋阳气，辛热散结，加银花藤解毒通络，《本草纲目》称该药散热解毒（散热一说值得回味），《医学真传》称其"乃宣通经脉之药也"。（注：中药有贝母反乌头之论，一些医家亦忌贝母、附子并用，笔者体会，若辨证准确，用之无妨，此屡用之心得也。）

服药后食欲减退好转，低热消失。

2009年6月22日复诊：

伤口已愈合近半个月。

证候：偶有腹痛，带下量多，呈酱色且红黄相间，质稠，舌红苔白，脉滑数。

辨证分析：毒聚于内，带下量多，有"五色带"之征，非轻侯也。

治法：补中益气合薏苡附子败酱散加鳖甲治之，不宜妄用苦寒解毒药。

处方：生黄芪15g，白术10g，陈皮10g，升麻10g，柴胡10g，党参10g，生甘草10g，当归10g，薏苡仁30g，败酱草30g，炮附子8g，鳖甲10g（先煎），赤芍10g，枳实10g，天花粉10g，丹参10g。

水煎服，每日1剂，分2次服，每周服6剂。

此时用薏苡附子败酱散乃针对带下而设。方中重用薏苡仁健脾渗湿，败酱草既可清热解毒，又辛散行血祛瘀，附子辛热散结。

服上方后，带下酱色夹红、黄带逐渐减少，至2009年7月15日复诊，带下基本转为白色，少腹痛亦减轻。

患者本阶段治疗中用薏苡附子败酱散，前者针对伤口破溃，后者针对带下，足见一方多用也。

第四章 四逆散

一、《伤寒论》原文

少阴病，四逆，其人或咳、或悸、或小便不利，或腹中痛，或泄利下重者，四逆散主之。

四逆散方：甘草（炙），枳实（破，水渍，炙干），柴胡，芍药。上四味，各十分，捣筛，白饮和服方寸匕。咳者，加五味子、干姜各五分，并主下利。悸者，加桂枝五分。小便不利者，加茯苓五分。腹中痛者，加附子一枚，炮令坼。泄利下重者，先以水五升，煮薤白三升，去滓，以散三方寸匕。内汤中，煮取一升半，分温再服。

二、妙用之思考

四逆者，手足厥冷也，《素问·厥论》谓："阴气虚则阳气入，胃不和而精气竭则不荣于四肢。"汪苓友曰："此方虽云治少阴，实阳明少阳药也。"陈修园曰："少阳为阳枢，小柴胡汤为转阳枢之专方。少阴为阴枢，此散为转阴枢之专方。"

由上可推敲，四逆散亦可用于脾胃病及少阳、厥阴病证，其为"枢"则关乎气机升降。脉可见弦或沉滑。方中枳实为"胃家之宣品""宣通胃络"，柴胡理气解郁，二药相合，升降得宜，枢机得利。

芍药配附子：仲景用附子与芍药配伍者有六方，而其中通脉四逆汤及四逆散或然证中，附子与芍药的配伍尤发人深思。《伤寒论》通脉四逆汤加减方言"腹中痛者去葱加芍药"，此为阴盛格阳真寒假热证中附子配芍药的情况；四逆散加减方言"腹中痛者加附子1枚"。此为热郁于内、阳气不能外达证中芍药配附子的情况。真寒假热而用附子，热郁于内而用芍药。不难看出，附子配芍药，燮理阴阳，刚柔相济，其止痛之功效，既可用于寒证也可用于热证。有云此方腹中痛加附子乃不当者，笔者则以此为更值得深思之点。附子与白芍一温一凉，一辛散一酸收，一行一敛，性味迥异，功效亦殊。两者相配，大有刚柔相济之妙，其开痹止痛之功尤佳。附子、白芍均善治痛证，然白芍入血分有补虚和营之功，而少通行之力，有缓急之长而少畅达之性；附子善入气分，有通行十二经之长，亦有劫夺营阴之弊，有斩关夺将之气，而少缓和之性。附子与白芍相配，刚柔相济，功可互补，利于调气血，调气机，调寒温，调虚实。有鉴于此，经过辨证后，笔者以附子配白芍用于多种痛证的治疗，如头痛、胃痛、腹痛、胁痛、痛经、痹证等，均得心应手。《神农本草经》言白芍功用"除血痹，破坚积"，《名医别录》言其"散恶血，逐贼血"，然此功用则为临床所忽视；附子亦可以破癥坚、积聚、血瘕，附子与白芍配伍其除血痹、散恶血、破坚积之功值得重视。

阑尾炎、阑尾周围脓肿，痛在少腹，从经络循行分析，病涉厥阴经，四逆散虽方出《伤寒论》少阴病篇，但从药物分析，其作用可涉及足少阴、厥阴经。再者，四逆散有解郁热、行气血之功，柴胡、枳实行气血、解郁热，芍药、甘草缓急止痛（四逆散条文中亦有"或腹中痛"之症），故亦可应用于阑尾炎、阑尾周围脓肿。笔者始用该方时曾虑及与附子的合用，经研读《伤寒论》条文，方悟得白芍配附子之妙用，其后成为笔者屡用于临床治疗多种疼痛之药对。

三、医案举例

【案6】外阴癌术后阴部疼痛水肿

姜某，女，68岁，河北省石家庄市某单位职工。

初诊：2013年11月14日。

主诉：外阴癌术后，阴部肿痛4月余，伴咳痰、口苦、少寐。

现病史：患者于就诊前4个月，因外阴肿物于河北省石家庄市某军医院行手术切除，术后病理：鳞癌Ⅱ级，侵及浅肌层，可见脉管内瘤栓，术后即有外阴肿痛，近来咳痰、口苦、失眠而求诊于中医。

证候：外阴部肿痛，坐位时不舒，咳嗽多痰，口苦，少寐，脉弦舌红苔黄。

辨证分析：毒热内结，血行不畅，痰热内蕴，肺失宣降，心神被扰。

治法：涤痰清热，行血解毒。

处方：温胆汤合四逆散化裁。

清半夏10g，陈皮10g，茯苓30g，生甘草10g，竹茹10g，枳实10g，石菖蒲10g，郁金10g，合欢皮10g，柴胡10g，当归10g，赤芍10g，蒲公英15g，薏苡仁30g，土茯苓15g。

水煎服，每日1剂，分2次服，每周服6剂。

患者癌症术后，阴部既肿且痛，乃毒热内蕴，血行不畅，而近来咳嗽多痰，口苦少寐，舌红苔黄，又系痰热内蕴、肺失宣降、心神被扰之征，二组证候相较，从标本缓急角度分析，后者为标，故先以涤痰清热为主，兼宣肺清心宁神，处以温胆汤加石菖蒲、郁金治之。方中柴胡、枳实、芍药、生甘草乃四逆散，意在以柴胡理气解郁，枳实行气泄热，芍药"疏泄经络之血脉"（张令韶语），甘草调中，且芍药配甘草缓急止痛，再者选此方乃考虑到其对"痰""热"的作用，本病例用此乃针对患者阴部肿痛之"痰""热"交织之证。

2013 年 12 月 20 日复诊：

咳嗽多痰、口苦、少寐等症状好转，2013 年 12 月 13 日复查 MRI：左侧腹股沟数个小结节，外阴组织增厚、水肿，界限不清。

证候：外阴部肿痛，伴左下肢肿痛，睡眠欠佳，脉弦，舌红苔薄黄。

辨证分析：痰热得清，心神稍安，仍有毒热内结，血行不畅。

治法：以原法加强活血通经。

处方：原方加土鳖虫 10g，地龙 10g，远志 10g。

水煎服，每日 1 剂，分 2 次服，每周服 6 剂。

2014 年 3 月 10 日复诊：

外阴、左下肢肿痛均减轻，脉滑，舌红苔薄黄。盆腔 MRI 平扫：外阴组织增厚、水肿，界限不清，右侧臀部软组织水肿，左侧腹股沟数个小结节影，考虑转移瘤，子宫及附件术后改变，与 2013 年 12 月 13 日 MRI 比较，右臀部软组织水肿有所吸收。

辨证分析：痰热瘀毒互结。以活血通经、解毒清热法治之，外阴、左下肢肿痛虽减轻而未愈，结合影像学检查结果，分析仍为痰、热、瘀、毒互结。

治法：原法合软坚散结、祛湿消肿。

处方：当归芍药散、四逆散合二妙丸化裁。

当归 10g，川芎 10g，赤芍 10g，茯苓 30g，泽泻 10g，白术 10g，薏苡仁 30g，柴胡 10g，枳实 10g，郁金 10g，土鳖虫 10g，丹参 10g，地龙 10g，浙贝母 10g，生牡蛎 30g，苍术 10g，黄柏 10g，生甘草 10g。

水煎服，每日 1 剂，分 2 次服，每周服 6 剂。

方用四逆散，意如前述，合以当归芍药散，则源于对此方的心悟，《金匮要略》云："妇人腹中诸疾痛，当归芍药散主之。"可见当归芍药散在妇科应用范围之广。患者用该方乃取其行气消胀、活血定痛、去血水之滞的作用。方用二妙丸以燥湿清热解毒，土鳖虫、丹参、地龙活血通络，浙贝母、生牡蛎化痰凝而软坚结，郁金行气活血，薏苡仁利湿消肿。

2014 年 4 月 5 日复诊：

阴部及下肢肿痛均减轻，脉滑，舌红苔白。

仍以 2014 年 3 月 10 日方加僵蚕 10g，全蝎 6g 以散结化痰通络。

水煎服，每日 1 剂，分 2 次服，每周服 6 剂。

2014 年 6 月 20 日复诊：

除稍有左下肢肿胀（已无疼痛）外，余证不著，脉滑，舌红苔薄黄。

2014 年 6 月 17 日复查 MRI：耻骨联合部及会阴部皮肤软组织轻度水肿，子宫及双侧附件未见显示，盆腔内未见异常结节。

以上法治疗，效果明显，仍以原方巩固治疗。

【案 7】两胁剧痛

武某，男，63 岁，农民。

初诊：1985 年 9 月 16 日。

主诉：两肋剧痛 20 余日。

现病史：患者 2 年来 4 次发作剧烈胁痛，本次疼痛 20 余天，肝胆 B 型超声检查提示：慢性肝病；慢性胆囊炎、胆石症；胆道高位不全梗阻、胆总管内结石；肿瘤。外科建议行剖腹探查手术。患者不愿手术探查而求治于中医。

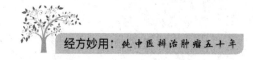

证候：持续性胁痛，阵发性加剧，不欲食，脉弦，舌淡红，苔白滑。查体肝在右肋缘下 4cm 可触及，中等硬度，有触痛。

辨证分析：肝脾失和，气机逆乱。

治法：疏肝理脾，条达气机。

处方：四逆散化裁。

柴胡 15g，白芍 25g，甘草 10g，枳实 10g，炮附子 10g，白术 10g，郁金 10g。5 剂，水煎服。

1985 年 9 月 22 日复诊：

服药 3 剂，未发生剧烈胁痛，服药 5 剂胁痛好转，唯感胁胀。遂以上方加陈皮 10g。5 剂，水煎服。

1985 年 10 月 26 日复诊：

诸症若失。再以原方 5 剂，2 日服药 1 剂，至 1985 年 11 月 7 日，胁痛未作，食欲恢复、大便正常，查肝在肋缘下稍可触及边缘，无触痛。原方再服 15 剂（隔日 1 剂）停药。1987 年初见患者家属时，言病无复发，并可参加田间劳动，一如常人。

该例属急症，高度怀疑肿瘤，治疗时附子与白芍配伍，证实其止痛开痹之功颇佳。肝肿大明显回缩，此乃"破坚积、逐恶血"之功也。

第五章　真武汤

一、《伤寒论》原文

太阳病发汗，汗出不解，其人仍发热，心下悸，头眩，身瞤动，振振欲擗地者，真武汤主之。

真武汤方：茯苓、芍药、生姜（切）各三两，白术二两，附子一枚（炮，去皮，破八片）。上五味，以水八升，煮取三升，去滓，温服七合，日三服。

少阴病，二三日不已，至四五日，腹痛，小便不利，四肢沉重疼痛，自下利者，此为有水气。其人或咳，或小便利，或下利，或呕者，真武汤主之。

真武汤加减法：若咳者，加五味子半斤，细辛一两，干姜一两；若小便利者，去茯苓；若下利者，去芍药，加干姜二两；若呕者，去附子，加生姜，足前为半斤。

二、妙用之思考

对该条文，不少医家皆以"亡阳"释之，笔者以为"阳虚"是重点，未必一定亡阳。《伤寒论》67条："伤寒若吐若下后，心下逆满，气上冲胸，起则头眩，脉沉紧，发汗则动经，身为振振摇者，茯苓桂枝白术甘草汤主之"，此处"振振摇"类同于"振振欲擗地"。喻嘉言释曰："盖人身经脉，赖津液以滋养，吐下而津液一伤，更发其汗，津液再伤，坐令经脉失养，身为振摇，贻害深矣。""经脉失养"，未必"亡阳"。王宇泰曰："凡伤寒头眩者，莫不因汗吐下虚其上焦元气之所致也。眩者目无常主，头眩者俗谓头旋眼花，是也，针经曰，上虚则眩，下虚则厥。"可征真武汤证之头眩，亦为阳虚，未必为亡阳。

《伤寒论》38 条："太阳中风，脉浮紧，发热恶寒，身疼痛，不汗出而烦躁者，大青龙汤主之。若脉微弱，汗出恶风者，不可服之，服之则厥逆，筋惕肉瞤，此为逆也。"脉微弱为里虚，误服大青龙，重则厥逆，筋惕肉瞤。仲景谓"此为逆也"，若服大青龙汤不当，"汗多亡阳遂虚"，里虚再误汗，重虚才"亡阳"。若将真武汤证局限为"亡阳"则有欠全面，并且可能局限了其应用。

一些注家又言，真武汤证乃痰饮水邪为患，如柯韵伯虽言"坎阳外亡而肾水凌心耳"，又言"此条用真武汤全在降火利水""要知小便自利、心下不悸便非真武汤证"，依此则可用治肾炎之肾阳虚衰、不能化气行水之水肿。如吴孚先医案（治赵太学，患水气咳嗽而喘，误作伤风，投以风药，面目尽肿，喘逆愈甚。曰：风起则水涌，药之误也。以真武汤温中镇水，诸恙悉平。熟附片 9g，白术 12g，白芍 9g，茯苓 12g，生姜 9g。本病原非真武汤证，因误服风药，风起水涌，肾水上泛，故咳喘加剧，面目尽肿。吴氏用本方温中镇水，诸恙悉平）。但就临床应用看，并非一定夹水邪、痰饮为患。如《本事方》医案（乡里有京姓子，年三十，初得病，身微汗，脉弱，恶风，医以麻黄汤与之，汗遂不止，发热，心多惊悸，夜不得眠，谵语不识人，筋惕肉瞤，振振动摇，医者又进惊风药。予曰：此强汗之过也。仲景云：脉微弱汗出恶风者，不可服青龙汤，服之则筋惕肉瞤，此为逆也，惟真武汤可救。连进三服，继以清心丸，竹叶汤送下，数日遂愈）、孙兆医案（治一人，患伤寒，发热，汗出多，惊悸，目眩，身战掉。众医有欲发汗者，有作风治者，有欲以冷药解者，延孙诊之，曰：太阳经病得汗而不解，若欲解，必复作汗，肾气不足，汗不来，所以心悸目眩身战。遂与真武汤，三服，微汗自出，即解。盖真武汤，附子、白术和其肾气，肾气得行，故汗得来。仲景说：尺脉弱者，营气不足，不可发汗。以此知肾气怯则难汗也。茯苓12g，白术9g，白芍9g，生姜9g，熟附片9g。本病患者尺脉弱，发热，汗出多，非表邪发热，乃虚阳浮散于外，阳微不能卫外而为固，阴虚不能藏精而为守也。身战掉，目眩，惊悸，乃肾阳虚不能制水，水气上冲，清阳不升所致。孙氏诊为真武汤证，独排众议，遂与真武汤三服而愈，以肾主五液，太阳经病得汗而不解，系肾气不足，真武汤中附子、白术和其肾气，肾气得行，故复作微汗而解）。

"瞤动""振振欲擗地"，是何状呢？有言"振振欲擗地"为捶胸顿足者，则失之偏颇，阳虚甚至于亡阳，何以有如此之力呢？考"瞤"之意，一为眼皮跳动，《西京杂记》有"目瞤得酒食"文；一为肌肉掣动，如《素问·气交变大论篇》云"肌肉瞤酸"。考"擗"之意，其一通"擘"，即剖、分开。《韩诗外传》有"目如擗杏，齿如编贝"。又与"撋"同，如《后汉书·马融传》"撋介鲜，散毛族"。《说文》解"裂"也。思之，非其力之势，乃形容欲成之"果"，笔者以为钱天来所云较为贴切，其曰："振振欲擗地者，即所谓发汗则动经，身为振振摇之意，言头眩而身体瞤动，振振然身不能自持，而欲仆地，因卫分之真阳丧亡于外，周身经脉总无定主也，乃用真武汤者，非行水导湿，乃补其虚而复其阳也。"《内经》所云"眴仆"可佐此。《素问·脉要精微论篇》云"浮而散者"

即是。

真武汤方解多注重肾阳衰微，笔者以为脾阳虚亦为真武汤之适应证。看方中茯苓、白术、附子、生姜，皆可治脾阳虚。方中芍药从治肾阳虚解者，则云其与附子同用能入阴破结，敛阴和阳。若从治脾阳虚解者，则白芍平肝木而肝不克脾。《名医方论》赵羽皇所言较为全面，其云："人之一身，阴阳是也，上焦属阳而主心肺，下焦属阴而主肝肾；肝藏阴血，肾兼水火。真武一方，为北方行水而设，用三白者，以其燥能制水，淡能伐肾邪而利水，酸能泄肝木以疏木故也。附子辛温大热，必用为佐者，何居？盖水之所制者脾，水之所行者肾也。肾为胃关，聚水而从其类，倘肾中无阳，则脾之枢机虽运，而肾之关门不开，水虽欲行，孰为之主，故脾家得附子，则火能生土而水有所归矣；肾中得附子，则坎阳鼓动，而水有所摄矣；更得芍药之酸，以收肝而敛阴气，阴平阳秘矣；若生姜者，并用以散四肢之水气而和胃也。盖五苓散行有余之水，真武行不足之水，两者天渊。总之，脾肾双虚，阴水无制而泛溢妄行者，非大补坎中之阳，大健中宫之气，即日用车前、木通以利之，岂能效也。"这为真武汤的应用拓展了思路。

三、医案举例

【案 8】直肠癌术后瞤证

刘某，男，65 岁，河北省石家庄市某单位退休职员。

初诊：2014 年 6 月 30 日。

主诉：直肠癌手术化疗后，右上肢及口唇抽动 10 余天。

现病史：患者于 10 个月前行直肠癌手术，术后已进行 7 个疗程化疗，自第 1 个疗程化疗后出现乏力、腹痛、便溏等症状，经中药治疗，诸症明显缓解。10余天前无明显诱因出现右上肢及口唇不自主肌肉眴动，频发不能自制，每日发作20余次，每次发作持续10余秒至2分钟不等，遂来就诊。

证候：面色㿠白，神疲体倦，右上肢及口唇不自主肌肉眴动，伴有下肢酸软，大便溏薄而频，每日3至4次，耳鸣，偶有小腹疼痛，心悸时作，口臭，舌淡红，苔白，脉滑数。

辨证分析：阳虚饮动，脾虚湿聚。

治法：温阳化饮，健脾化湿。

处方：真武汤加味。

炮附子6g，茯苓30g，白芍12g，白术10g，熟地黄40g，山药30g，鸡内金10g，佩兰10g，生姜3片。

水煎服，每日1剂，分2次服，每周服6剂。

患者年逾八八，肾气已衰，加之结肠癌手术并化疗，正气受损，证见面色㿠白，神疲体倦，右上肢及口唇不自主眴动，伴有双下肢酸软，大便溏薄而频，舌淡红，苔白，脉滑数，乃阳虚饮动、脾虚湿聚之象，病属中医眴证、泄泻范畴，故遵《素问·生气通天论篇》"阳气者，精则养神，柔则养筋"之旨，仿《伤寒论》之法，以真武汤加味治之。

2014年7月27日复诊：

第8疗程化疗结束后第1天，已服药24剂。

证候：右上肢及口唇不自主肌肉眴动明显减轻，每日发作仅3至6次，每次发作仅持续10余秒左右，大便略溏，每日3至4次，仍疲乏无力，少寐，口臭，双下肢稍浮肿。舌质红，苔白，脉滑。

辨证分析：阳虚饮动、脾虚湿聚。

治法：温阳化饮，健脾化湿。

处方：因口臭，以原方加大佩兰量至15g，取《素问》"治之以兰，除陈气也"之意；加生龙骨、生牡蛎各30g以重镇安神、收敛固涩。

水煎服，每日1剂，分2次服，每周服6剂。

2014年8月9日复诊：

服药10剂，上肢及口唇不自主瞤动均消失，大便已调，口臭消失，耳鸣几愈，夜眠转安，疲乏无力减轻，仅偶有小腹痛，耳鸣，心悸，气短。

瞤证、泄泻均愈，更方行直肠癌术后调治。

2014年12月底复诊：

诸症减轻，瞤证、泄泻未复发。

2017年3月复诊：

患者病情稳定。

（一）本病例乃直肠癌术后，病属重症，且化疗后正气受损，症状较复杂，而以中药治疗获得较理想之疗效，足证中医药治疗之优点。

（二）关于诊断与病机

该患者右上肢及口唇肌肉瞤动，难以自制，首先易考虑的是"风证"，如《素问·至真要大论篇》云："诸风掉眩，皆属于肝。"《证治准绳·杂病论》云："颤，摇也；振，动也。经脉约束不住而莫能任持，风之象也。"并以此来认识病机并确立治法。笔者认为，该例不能单从"风证"认病。按瞤乃肌肉眼睑跳动之谓，《内经》有瞤瘛、瞤酸之语。《素问·气交变大论篇》曰："民病飧泄霍乱，体重腹痛，筋骨繇复，肌肉瞤酸，善怒。""筋骨并辟，肉瞤瘛。目视䀮䀮。"《素问·至真要大论篇》曰："厥气上行，面如浮埃，目乃瞤瘛。"故该病例应从瞤（或瞤酸）来命病证。"诸风掉眩，皆属于肝"一文，一般均认为"掉"为摇，但《说文》注曰："掉为摇之太过，摇为掉之不及，掉与摇有程度之区别。"

另外中医有颤振一证，《张氏医通·诸风门》提到："寒气客于皮肤，阴气盛阳气虚，故为振寒寒栗。深师曰：'振乃阴气争胜，故为战。栗则阳气不复，故为颤。'"其表现似与本病例有相似之处，但其乃振寒寒栗，与本例之肉瞤小别。综上所述，故本例诊为瞤证，且因有便溏而频，故又诊为泄泻。《伤寒论》条文曰："筋惕肉瞤，此为逆也。"《金匮要略》曰："其人振振身瞤剧，必有伏饮。"《素问·金匮真言论篇》曰："夫精者，身之本也。"肾中精气是生命的原动力，为五脏之根。肾精不足，精血虚少，虚风内动，脏腑气衰，四肢百骸失却濡养，出现震颤瞤动。张介宾《类经·十三卷·疾病类》注释："神之灵通变化，阳气之精明也；筋之运动便利，阳气之柔和也；故精则养神，柔则养筋，阳气去则神明乱，筋骨废，为病为危。"王冰《黄帝内经素问校注》注释曰："然阳气者，内化精微养于神气，外为柔软以固于筋。"可见阳气充足与否与筋脉的运动密切相关。又脾胃为"气血生化之源""后天之本"，脾主肌肉、四肢，脾虚则五脏俱虚，神机失用，水谷精气不足，四肢肌肉失于濡养则四肢无主，蠕瞤振摇而失用。故本病例病机认定为阳虚饮动，脾虚湿聚。

（三）关于治法与处方

基于对病机的分析，患者肾阳不足，气不化水，水饮内停，水气浸溢四肢，经脉失养因而出现筋肉瞤动；至于其他兼见症，责于脾肾两虚，温运失职。该病例除肉瞤外，有腹痛、便溏而频，亦与真武汤证相合。真武汤是仲景针对少阴肾阳亏虚、水气为患而设，亦可用于脾阳虚，症虽多种，病机一也。故治病求本，用真武汤加味温肾阳以散水气，谨守病机，脾肾双调。

　　该例处方以真武汤加味治之，方中炮附子味辛性热以壮肾阳，使水有所主。《神农本草经》提到"附子味辛、温""主温中""破癥坚积聚、血瘕，寒湿踒躄，拘挛膝痛，不能行步"。《素问·至真要大论篇》曰："寒淫所胜，平以辛热。"本案病机为阳气亏虚，水饮内停，取附子可通达上下内外，且附子入少阴心、肾经，直入少阴温里；肾主水，而脾治水，《素问·至真要大论篇》又曰："诸湿肿满，皆属于脾。"故水邪为患健脾治水亦甚重要，方中白术味甘入脾，既能健脾助其运化，又可燥湿而治阴寒水饮。《神农本草经》曰："主风寒湿痹，死肌，痉。""作煎饵，久服轻身，延年，不饥。"方中茯苓淡渗利水，佐白术健脾，取其制水之中又有利水之用。《神农本草经》谈其："气味甘、平，无毒""主胸胁逆气""主心下结痛""利小便，久服安魂养神，不饥延年"。其味甘入脾，其色白可入肺，助肺通调水道，水邪自有出路。方中生姜，《神农本草经》曰："气味辛、微温，无毒。久服去臭气，通神明。"生姜"走而不守"，气辛入肺，温可散寒，佐附子以助阳，是于主水之中有散水之功。方中芍药酸苦微寒，《神农本草经》谈其："气味苦、平，无毒。主邪气腹痛，除血痹，破坚积，治寒热疝瘕，止痛，利小便，益气。"芍药"破坚积"，可见其破阴之功尤强，而水为阴邪，此处取芍药利小便以开水道，又敛阴和营固护阴液，其味苦可入血，能"除血痹"而行血，"血不利则为水"，阳气虚衰，水邪为患，水与血同属阴液，在治水的同时稍加入血、行血之品，既病防变。全方温补肾阳，化气散饮，初诊加佩兰化湿醒脾而去其口臭，山药健脾养胃、滋肾益精，鸡内金运脾化食，既助山药之运，又有消瘀滞之功，二者补运相辅，"平中见奇"，尤适于肿瘤见纳差、便溏之患者。

　　该病例用药尚有二点值得论及，其一为熟地黄用量。熟地黄初诊用量达 40g，熟地黄其性甘厚，滞腻，尤其对于水饮内停之证，是否会阻滞中焦，致饮邪不化呢？笔者本张锡纯"痰之化无不在脾，而痰之本无不在肾"之说，取滋肾化痰祛饮治本为主，以熟地黄 40g 配附子 6g，阴中求阳，少火生气，即"善补阳者必于阴中求阳，则阳得阴助生化无穷"。因肾为元阳元阴之根，水火之宅，阴阳互根互生，养阴以助升阳，温阳兼护真阴，所谓"存得一份真阴，方获一线生机"。且本患者大便溏薄而频，因："肾中阳气不足，命门火衰……则令人洞泄不止。"治疗以肾为主，因虚施治，可达温肾止泻之功。至其 2014 年 7 月 27 日复诊时，大便溏薄亦明显减轻，足见熟地黄在本方中的配伍应用并无滋腻助湿碍运之弊。

其二为白芍之用。《伤寒论》真武汤证原文有"若下利者，去芍药加干姜二两"之语，该患者直肠癌术后大便溏而频（类于下利），用真武汤是否去芍药呢？对于该条文芍药的取舍，注家认识也略有不同。如罗东逸云："夫人一身制水者脾也，主水者肾也，肾为胃关，聚水而从其类，倘肾中无阳，则脾之枢机虽运，而肾之关门不开，水既欲行，以无主制，故泛滥妄行而有是证也……下利减芍药者，以其苦降涌泄也。"张路玉言："至用芍药之微旨，非圣人不能。盖此证虽曰少阴本病，而实缘水饮内结，所以腹痛自利、四肢疼重而小便反不利也。若极虚极寒，则小便必清白无禁矣，安有反不利之理哉！则知其人不但真阳不足，真阴亦已素亏，若不用芍药固护其阴，岂能胜附子之雄烈乎！即如附子汤、桂枝加附子汤、芍药甘草附子汤，皆芍药与附子并用，其温经护荣之法，与保阴固阳不殊。"本病例便溏腹痛而脉滑数，自当"温经护荣"，而又有诸健脾化湿之药配合则不虑其"苦降涌泄"，故仍用之。习《伤寒论》又不为条文所言拘泥，此之谓也。

（四）本病例的治疗充分证明：其一，《伤寒论》中的经方应用得当则效如桴鼓，而其关键是谨守病机。此案病机有阳虚饮动，故以真武汤为主，患者虽无畏寒怕冷等通常所云之阳虚症状，但身𣊓动病因乃阳虚饮停，筋脉肌肉失去濡养，故可加减应用真武汤。可见临床坚持中医理论指导下的辨证论治，只要谨守病机，审证求因，详细辨证，在经方的基础上加、减、合方，师其法，而不泥其方，即可达一方治多病的目的。正如徐灵胎在古方加减论中所云："能识病情与古方合者，则全用之。有别症，则据古方加减之。如不尽全，则依古方之法，将古方所用之药而去取损益之。"该例应用真武汤正是如此，"必使无一药之不对症，不悖于古人之法"。

其二，《伤寒论》中经方用药精且意深，因此对《伤寒论》条文的学习运用必须细细推敲。真武汤，一条在太阳篇，一条在少阴篇。两条同为真武汤证，是肾阳虚而水气为患可能出现的不同证候组合，是《伤寒论》证治中一方多证的具体体现。

而《伤寒论》中论述阳气虚弱，水邪为患的条文还有第304、305条的附子汤证（《类聚方广义》以之治水病），"少阴病，得之一、二日，口中和，其背恶寒者，当灸之，附子汤主之""少阴病，身体痛，手足寒，骨节痛，脉沉者，附子汤主之"。由于阳气不足，鼓动无力，水寒之气弥漫敷布，留滞着于肌肉关节，故见脉沉、手足寒、身体痛、骨节痛。口中和乃少阴病阳虚寒湿证的审证要点，治疗以附子汤温经驱寒、除湿利水，使阳气复而寒湿去。附子汤与真武汤方药组成皆用附子、白术、茯苓、芍药，附子汤附子、白术倍用，并伍人参，重在补阳气，散湿气，其病机以阳虚为主，其病变部位重于关节；而真武汤附子用量为附子汤之半，佐生姜重在温散水饮，其病机是阳虚而偏于里饮为主。附子汤证与真武汤证相较，虽同属阳虚有寒，水湿泛滥，但一重在无形之湿气，弥漫于筋肉骨节，一重在有形之寒饮，泛滥于三焦表里上下。

《伤寒论》67条："伤寒，若吐若下后，心下逆满，气上冲胸，起则头眩，脉沉紧，发汗则动经，身为振振摇者，茯苓桂枝白术甘草汤主之。"对于该条文注家的认识亦稍有不同，如徐灵胎认为：此亦阳虚而动肾水之证，即真武证之轻者，故其方亦仿真武之意。而柯韵伯认为：此太阳转属厥阴之证也，若粗工遇之，鲜不认为真武证。笔者认为，此条论述伤寒因误吐下后，阳虚水饮上冲之证已成，若再汗之，伤及下焦肾阳，则发为"身为振振摇"之证，治以温阳健脾利水之茯苓桂枝甘草汤，以涤饮与扶阳并施，调胃与和营共治。此方不用附子、芍药而加桂枝、甘草，以温阳降逆之中寓甘缓补脾之意，培中土之阳气而非真武汤温下焦之阳以制肾水，苓桂术甘汤既温脾阳，又助心阳，温利并行，益于中焦水气的治疗。

由上述可见，用仲景方应注意方相似而证有异，或证相近而方不同的情况，以达准确用方的目的，该病例选真武汤正基于此也。

（指导进修人员杨光完成）

第六章　桂枝加厚朴杏仁汤

一、《伤寒论》原文

喘家作桂枝汤，加厚朴杏仁佳。

太阳病，下之微喘者，表未解故也，桂枝加厚朴杏仁汤主之。

桂枝加厚朴杏仁汤方：桂枝三两（去皮），甘草二两（炙），生姜三两（切），芍药三两，大枣十二枚（擘），厚朴二两（炙，去皮），杏仁五十枚（去皮尖），上七味，以水七升，微火煮取三升，去滓，温服一升，覆取微似汗。

二、妙用之思考

言"喘"家，魏念庭曰："凡病人素有喘证，每感外邪，势必作喘，谓之喘家……不同泛常人一例也。"黄坤载曰："平素喘家，胃逆肺阻，作桂枝汤解表，宜加朴杏降逆而破壅也。"笔者以为："不同泛常人一例也。"可视为重于一般情况。如《本事方》医案："戊申正月，有一武臣为寇所执，置舟中艎板下，数日得脱归，乘饥恣食，良久解衣扪虱，次日遂作伤寒，自汗而胸膈不利，一医作伤寒而下之，一医作解衣中邪而汗之，杂治数日，渐觉昏困，上喘息高，医者仓皇失措，予诊之曰太阳病下之，表未解，微喘者，桂枝加厚朴杏仁汤，此仲景之法也。指令医者急治药，一啜喘定，再啜漐漐微汗，至晚身凉脉已和矣。"可征病情之重，但从《伤寒论》43条分析，则又未必"不同泛常人"。如成无己曰："下后大喘，则为里气大虚，邪气传里，正气将脱也。下后微喘，则为里气上逆，邪气不能传里，犹在表也，与桂枝汤以解外，加厚朴杏仁以下逆气。"而方中用厚朴、杏仁也值得重视，如方中行所言："加厚朴利气，杏仁有下气之能，所以为定喘当加之要药。""胃逆肺阻"，素有喘疾可，素无喘疾亦可，病发于"肺"则同，而"降逆破壅"中"破壅"值得回味，以现今病考虑，"肺气肿"有"壅"，肺部占位性病变亦有"壅"。

既为桂枝汤加味，应有"发热"，亦不必非有"每感外邪"。

蒲辅周医案（腺病毒肺炎）：初某，男，3个月，因发热四天，咳嗽，气促，抽风两次，于1961年2月24日住某医院。

住院检查摘要：体温39.4℃，脉搏106次/分，发育及营养中等，右肺叩诊稍浊，两肺呼吸音粗糙，有干啰音及小水泡音，以右肺为著。肠鸣音略亢进。血常规：白细胞总数12.9×10^9/L，中性68%，淋巴32%。胸透：右肺上下均可见片状阴影，肺纹理模糊。

临床诊断：腺病毒肺炎。

病程与治疗：患儿于2月21日突然发热，咳嗽，有少量痰，伴有腹泻，每日四、五次，便溏色黄，精神萎顿，吃奶少。两天后咳嗽气喘加重，连续在某门诊治疗，用退热、消炎、止咳等西药未效。2月24日突发抽风两次，每次持续三、四秒钟，两次间隔时间较短，当即住院。症见高烧无汗，烦躁哭闹，时有惊惕不安等，先用土霉素、红霉素等西药，并服大剂麻杏石甘汤复以银翘散加味，寒凉退热，症状未见改善，即停用红霉素。于2月27日请蒲老会诊，当时高烧40℃，仍无汗，面色青黄，咳而喘满，膈动足凉，口周围色青，唇淡，脉浮滑，指纹青，直透气关以上，舌质淡，苔灰白，胸腹满。此属感受风寒，始宜辛温疏解，反用辛凉苦寒，以致表郁邪陷，肺卫不宣。治拟调和营卫，透邪出表，苦温合辛温法。

处方：桂枝加厚朴杏仁汤加减。

桂枝五分，白芍六分，炙甘草五分，生姜二片，大枣二枚，厚朴五分，杏仁十粒，僵蚕一钱，前胡五分，一剂。

药后有微汗出，体温渐退，精神好转，喉间有水鸡声，腹仍满，膈动微减，吃奶已好转，仍便溏，一日五次，口周围青色稍退，脉滑，指纹青色亦稍退，舌淡苔秽白。营卫虽和，但肺气仍闭，湿痰阻滞，治宜温宣降逆化痰。

处方：射干麻黄汤加减。

射干五分，麻黄五分，细辛三分，法半夏一钱，紫菀五分，五味子七粒，炙甘草五分，炒苏子一钱，前胡五分，生姜二片，大枣二枚，一剂。

药后体温已降至36.4℃，精神好转，全身潮润，足欠温，腹满已减，二便如前，面色青白，右肺水泡音较多，左肺较少，脉沉滑，舌淡苔退。乃表邪已解，肺胃未和。宜调和肺胃，益气化痰。

处方：厚朴生姜半夏甘草人参汤加减。

西洋参五分，川朴七分，法半夏一钱，炙甘草五分，生姜二片，橘红五分，两剂。

药后仅有微咳，呼吸正常，食欲增进，大便成形，每日1～2次，小便多，两肺呼吸音粗糙，少许干啰音，脉沉细而滑，舌正常，无苔。用二陈汤加白前、苏子、枇杷叶、生姜，调肺胃、化痰湿以善其后。连服两剂，停药观察，嘱以乳食调养。于3月8日胸透：右肺片状阴影已部分吸收，临床已恢复正常，病愈出院。

本例发于早春，乃风寒犯肺之症，前医作春温论治，用大剂麻杏石甘汤合银翘散以寒凉退热，而热不解，因之寒邪郁闭，营卫不通。蒲老宗张仲景"喘家作桂枝汤加厚朴杏仁佳"，用桂枝解肌以和营卫，厚朴、杏仁宽中利肺气，加僵蚕、前胡以祛风宣肺，一剂而得微汗，热降喘减。何以知其为风寒犯肺而非春温？蒲老抓住高烧无汗、咳而喘满、面青足凉、唇淡舌淡、苔灰白、脉浮滑不数等寒象，知其为风寒犯肺，营卫不和；若是风温，则必见高烧汗出、喘而烦躁、面赤唇红、舌赤苔黄、口渴脉数等热象。

由蒲老此治经验亦可知，所谓"桂枝证"未必如太阳中风之见浮缓脉。

该例乃风寒犯肺，寒邪郁闭，用桂枝汤而又未被桂枝证限制。

三、医案举例

【案9】胃大B细胞淋巴瘤合并肺间质纤维化，肺部感染，高热20日

杨某，男，65岁，河北省石家庄市某单位职工。

初诊：2014年12月21日。

主诉：发热20日。

现病史：患者因患胃大B细胞淋巴瘤6个多月，已进行4个疗程化疗，发热20日，每日夜半后发热，最高可达38℃左右，用抗菌素并且对症治疗，发热不退。胸部影像学检查：肺间质纤维化，怀疑肺部感染。

证候：发热起于夜半，稍恶寒，饮热水后可汗出而热退，翌日发热复起，乏力、纳差，泛酸，稍咳，吐白痰，脉滑偶有结脉，舌红苔白。

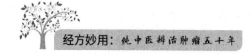

辨证分析：太阳中风，肺失宣降。

"热型"为太阳中风，咳虽不剧，结合肺部影像学检查，类似于"喘家"。

治法：解表，利肺，降气。

处方：桂枝加厚朴杏仁汤

桂枝 10g，白芍 10g，甘草 10g，厚朴 10g，杏仁 10g，浙贝母 10g，生姜三片，大枣七枚。

水煎服，每日 1 剂，分 2 次服，每周服 6 剂。

2014 年 12 月 26 日复诊：

服上方 2 日，发热好转已 3 日。

证候：胃痛，便溏，纳差，烧心（多于丑时后），气短稍咳，脉滑偶有结脉，舌红苔白。

发热好转，现证乃原发病所致，更方调治原发病。

本例发热 20 余日，用《伤寒论》方（加浙贝母以化痰）2 日而热退收功，足证经方之捷效。而对"喘家"的理解则未拘于"素有喘证"，又为灵活分析之处。

要提高悟性，必须有一定的知识和经验积累。丰富的知识和经验，是悟性的基础。悟的过程，就是用心思维的过程，是对知识和经验的加工和升华的过程。而顿悟则是悟性的显著状态，这一阶段对事物的认识跃到高层，体验的加深表现为质的飞跃，对事物的认识由现象上升到本质。这种体悟需要我们静下心来，用自己的心神去体验，方能体验其中蕴涵的"道"。

老子根据悟的不同程度，把人分成三个层次，如《老子·四十一章》所云："上士闻道，勤而行之；中士闻道，若存若亡；下士闻道，大笑之，不笑不足以为道。"河上公注曰："上士闻道，自勤苦竭力而行之；中士闻道，治身以长存，治国以太平，欣然而存之。退见财色荣誉，惑于情欲，而复亡之也；下士贪狠多欲，见道柔弱，谓恐惧；见道质朴，谓之鄙陋，故大笑之；不为下士所笑，不足以为道。"

培养学习中医的悟性或灵感需要以扎实的中医药知识和人文社会科学知识为基础，悟"近"而知"远"，悟"小"而知"大"，悟"一"而得"万"，悟"形"而得"道"。

第七章　小建中汤

一、《伤寒论》《金匮要略》原文

《伤寒论》原文：

伤寒，阳脉涩，阴脉弦，法当腹中急痛，先与小建中汤，不差者，小柴胡汤主之"伤寒二三日，心中悸而烦者，小建中汤主之。

《金匮要略》原文：

虚劳里急，悸，衄，腹中痛，梦失精，四肢酸疼，手足烦热，咽干口燥，小建中汤主之。

桂枝三两（去皮），甘草二两（炙），大枣十二枚（擘），芍药六两，生姜三两（切），胶饴一升。上六味，以水七升，煮取三升，去滓，内胶饴，更上微火消解，温服一升，日三服。呕家不可用建中汤，以甜故也。

二、妙用之思考

《金匮要略》所列症状较多，而其要在于一个"虚"字，程云来曾注云："里急腹中痛，四肢酸疼，手足烦热脾虚也。悸，心虚也。衄，肝虚也。失精，肾虚也。咽干口燥，肺虚也。此五脏皆虚，而土为万物之母，故先建其脾土，使荣卫流行，则五脏不失权衡而中气斯建矣。"诸家之应用也体现了一个"虚"字，如《千金方》云："疗男女因积劳虚损，或大病后不复，常苦四肢沉重，骨肉酸痛，呼吸少气，行动喘乏，胸满气急，腰背胀痛，心中虚悸，咽干唇燥，面体少色，或饮食无味，胁肋腹胀，头重不举，多卧少起，甚者积年，轻者百日，渐致瘦弱，五脏气竭，则难可复振。"《千金翼方》云："小建中汤主五劳七伤，小腹急，脐下膨胀，两胁胀满，腰脊相引，鼻口干燥，目暗眊眊愦愦不乐，胸中气逆，不下饮食，茎中策然痛，小便赤黄，尿有余沥，梦与鬼神交通，失精，惊恐，虚乏方。"《圣济总录》云："芍药汤治非时便血，即本方去大枣。"《示儿仙方》："建脾散治脾痞胁痛，即本方加缩砂。"《徐氏医法指南》云："小建中汤治失血，虚者阿胶代胶饴。"《济阴纲目》云："小建中汤治胃虚不能约血，吐血自汗，即本方以阿胶代胶饴，治痰涎中见血，属肝虚不能摄血者，于前方中加黄连。"

《伤寒论》条文治"腹中急痛"，《苏沈良方》曰："此药治腹痛如神。然腹痛按之便痛，重按却不甚痛，此止是气痛。重按愈痛而坚者，当自有积也。气痛不可下，下之愈甚，此虚寒证也。此药偏治腹中虚寒，补血尤止腹痛。"《三因极一病证方论》治"心腹切痛，不可忍。按轻却痛，按重则愈。皆虚寒证，服热药并针灸不差者，此药主之，即本方加远志肉"，《证治准绳》治"痢，不分赤白久新，但腹中大痛者，神效。其脉弦急或涩，浮大按之空虚，或举按皆无力者，是也"。虽所云皆含"虚"，但思之，既"痛剧"寒凝，则非概言纯虚，虚中夹实，甚或"实"者，亦未尝不可用。

【案10】黎明前剧烈腹痛

万某，女，70岁，河北省某医院退休职工。

初诊：2013年10月10日。

主诉：黎明前剧烈腹痛4日。

现病史：患者于 4 日前无明显诱因于黎明前发作剧烈脘腹痛，持续约 1 小时后缓解，4 日来每日如此，多项检查（腹部超声、CT、生化检查等）均无明显异常，西医治疗无从入手，而求诊于中医。

既往史：有高血压、冠心病病史。

证候：脘腹痛以下腹部为著，多涉及少腹，发于寅时前后，疼痛有时难以忍受，伴肠鸣，但无腹泻及恶心，持续约 1 小时左右而缓解，缓解后则如常人，脉滑，舌红苔白。

辨证分析：阴阳不和，枢机不利，脾肾阳虚。

治法：燮阴阳，和枢机，温脾肾。

处方：小建中汤加减。

桂枝 10g，白芍 12g，炙甘草 10g，柴胡 10g，补骨脂 10g，吴茱萸 10g。

水煎服，每日 1 剂，分 2 次服，每周服 6 剂。

2013 年 10 月 12 日复诊：

服药当日症状减轻，翌日疼痛未作。嘱再服 1 剂观察，药后病愈，追访年余，未再复发。

本例的治疗难点在于病发时疼痛难忍，而一些辅助检查又无异常发现，西医诊断不明，遂求诊于中医。病人症状并不复杂，但辨证论治却不容易，其治疗效果显著，取决于中医理论的指导和方剂的活用。处方用药着眼于三点：①"痛"且痛剧，急者治当缓之。②部位在脘腹，以下腹为著，牵及少腹，病涉足三阴经。③病发寅时前后，定时发病，寅时前后乃由阴转阳之时，此时病发乃阴阳失和，而此点在处方用药时又是重点考虑之处。

治以"燮阴阳，和枢机，温脾肾"，方用桂枝、白芍、炙甘草乃取小建中汤之意。痛涉及少腹，故用柴胡、白芍以和足少阳、足厥阴（助肝之用，益肝之体），又少阳为枢，脾胃为枢，上述诸药即可达燮阴阳、和枢机之功。

【案 11】肠系膜淋巴结炎

李某，男，8 岁，住河北省石家庄市桥西区。

初诊：2005 年 8 月 12 日。

主诉：腹痛 3 月余。

现病史：患儿于 3 个月前出现腹痛，家长叙述似乎是在一次"感冒"之后发病，痛见于脐周围及小腹，多为隐痛，不定时出现痛甚，发病以来，食欲渐减，曾于某医院做 B 超检查，见肠系膜淋巴结肿大，诊为肠系膜淋巴结炎，经抗菌素治疗效果不明显。

证候：患儿就诊时正值腹痛较甚，以手护其脐周及小腹，并言腹部"发紧"，望其面白而少红润，询其饮食，家长叙述食欲减退，触其脐腹而拒之，言触之则痛，诊其脉弦，手心发热（家长叙述平常欲触冷物），察其舌淡红苔薄白。

辨证分析：脾胃虚弱，阴阳失和。

治法：健脾胃，和阴阳。

处方：小建中汤加减。

桂枝 10g，白芍 15g，炙甘草 10g，党参 10g，生姜 3 片，大枣 5 枚，药房无饴糖故去之，加党参以健脾益气。

水煎服，每日 1 剂，分 2 次服，每周服 6 剂。

2005 年 8 月 20 日复诊：

服药 3 剂后，腹痛减轻，疼痛未再发作，已服药 1 周，食欲增加，诊其脉弦，手心仍热，触诊腹部已无痛感，察舌淡红苔白，效不更方，原方继服之。

2005 年 8 月 29 日复诊：

上方已服 1 周，服药以来，腹痛一直未发作，精神食欲均佳。2005 年 8 月 28 日腹部 B 超检查，肠系膜仍见肿大之淋巴结。

此时如何用药，我踌躇再三，服药后症状消失，而 B 超检查肠系膜淋巴结无明显变化，小建中汤乃温中健脾之剂，是否宜于淋巴结炎？

患儿手心热又似为内热，是否加用清热解毒药？因思尤在泾在论述小建中汤时曾指出："夫人生之道曰阴曰阳，和平百疾不生，若阳病不能与阴和则阴以其寒独行，为腹中痛，而实非阴之盛也。阴病不能与阳和则阳以其热独行，为手足烦热，为咽干口燥，而实非阳之炽也。昧者以寒攻热，以热攻寒，寒热内贼，其病益甚。"结合患儿用药经过，遂决定仍以原法治之，处以原方去党参，嘱其家长，此方若无不适，可连服一段时间，再行 B 超检查。

2005 年 10 月 8 日复诊：

因患者为儿童服药不主动，故上方每周服用 5 ～ 6 剂，服药已月余，腹痛始终未发，复查腹部 B 超未见肠系膜肿大之淋巴结，此时患儿面色红润，一如常人，诊脉缓，手心已不发热，舌红苔白，嘱停药观察，3 个月后追访病未复发。

该例之所以用小建中汤，在于腹痛而有里急（患儿所言腹部发紧），手心热（类似于小建中汤之手足烦热），且舌脉的表现类似于"里虚"，故以健脾胃、和阴阳之法，此实得益于尤在泾之论述（见前文）。习仲景法，用仲景方，既应深思，又应旁览注家之论，此不失为一捷径也。

该例之所以坚持用小建中汤，在于坚持了辨证论治。随症状的好转，客观检查的阳性发现亦恢复，此种情况临床并不少见，将客观检查的指标纳入中医的"证"中去考虑、去分析，是"证"的研究的一个重要内容，但不能忽视的是，应在中医理论指导下，坚持辨证论治，该例的治疗即充分说明了此点。

小建中汤方义，尤在泾曾言："此和阴阳调荣卫之法也……惟以甘酸辛药和合成剂，调之令和，则阳就于阴而寒以温，阴就于阳而热以和，医之所以贵识其大要也，岂徒寒可治热，热可治寒而已哉！"其治法在于一个"和"字，亦如《灵枢·终始篇》所云："阴阳俱不足，补阳则阴竭，泻阴则阳脱，如是者可将以甘药，不可饮以至剂。"和阴阳、调营卫何以建中？尤在泾说得好："中者脾胃也，营卫生成于水谷，而谷传输于脾胃，故中气立则营卫流行，而不失其和。又中者四运之轴，而阴阳之机也，故中气立，则阴阳相循如环无端，而不极于偏，是方甘与辛合而生阳，酸得甘助而生阴，阴阳相生，中气自立，是故求阴阳之和者必求于中气，求中气之立者必以建中也。"

从医家小建中汤应用看，拓展应用及加减运用者不少。如《张氏医通》治形寒饮冷，咳嗽兼腹痛，脉弦者，小建中汤加桔梗，以提肺气之陷，寒热自汗，加黄芪。《证治大还》治膈气病（凡膈气病，由脾胃不足，阳气在下，浊气在上，故痰气壅塞膈上，而饮食难入也，若脉弦宜建中汤）。再如《伤寒名案选新注》所选医案：

【许叔微医案】治乡人邱生者，病伤寒发热，头痛烦渴。脉虽浮数而无力，尺部以下迟而弱。许叔微曰："虽麻黄证，而尺迟弱。"仲景曰："尺中迟者，营气不足，未可发汗。"用小建中加当归、黄芪，翌日脉尚尔。其家索汗药，言几不逊。许忍之，只用建中调营而已。至五日，尺部方应，遂投麻黄汤二服，发狂须臾，稍定略睡，已得汗矣。信乎医者当察其表里虚实，待其时日，若不循次第，取效暂时，亏损五脏，以促寿限，何足贵也。廖笙注：本案患者病伤寒，头痛发热，虽似麻黄证，而脉浮数无力，尺以下迟而弱，此为里虚气血不足之候。脉证不相吻合，应舍症从脉，虽有麻黄证，亦不可发表，故以小建中汤加当归、黄芪，大补营血，建立中气，中州既建，然后审其病之在表在里，或汗或下，方不致误，以中州既建，虽发汗不致亡阳，虽下阳亦不致内陷，所谓急则从标，而缓则从本也。服小建中汤加味五日，营血得复，尺脉方应，然后以麻黄汤解表，得汗而愈。若不循次第，妄用麻黄汤发汗，虚以实治，必亡阳而死。小建中汤为桂枝汤化裁，功能温养中脏，补虚和里，使气血两调，外邪亦能自解，是寓攻于补的方剂。桂枝汤治太阳中风表虚证，小建中汤治太阳伤寒里虚证，故方可加味互用，一表一里，对比观之，尤易醒人眼目。本案辨证关键在于脉诊，尺以下弱而迟，为里虚气血不足，此为要点，若凭证而不察脉，治必大错，信乎切脉之不可或缺也。

【王旭高医案】治一人，脉双弦，有寒饮在胃也，脘痛吐酸，木克土也，得食则痛缓，病属中虚，当和中泄木祛寒，小建中汤加减主之。方用白芍、桂枝、干姜、炙甘草、法半夏、橘饼、川椒、党参、白术。廖笙注：本案为中虚里寒，木气横逆，脘痛吐酸症。辨证要点有三：一为脉双弦。脉双弦者，寒也，弦为阴脉，主腹痛。二为食则痛缓。痛有虚实之分，实痛腹部硬，拒按，得食加剧。虚痛腹部濡软，按之痛减，得食则缓解。三为吐酸。酸属木味，吐酸为木横克土之症。患者阴寒特盛，故脉双弦，里虚较重，故得食痛缓。治以小建中汤，加大辛大热之干姜、川椒，以温中止痛；党参、白术之甘温，以补中健脾；橘饼之辛温，以理气开胃。仲景伤寒方不单治伤寒，可通治杂病，本案脘痛吐酸，得食痛缓，类似今日的胃溃疡及十二指肠溃疡之属虚寒症者，故用小建中汤加减治之而病愈。本方又治自汗盗汗。自汗属阳虚卫气不固。盗汗属阴虚营血不足。小建中汤能扶助中气，调和营卫，故自汗盗汗，都可用之加减治疗。自汗气虚，可加黄芪。盗汗营虚，可加小麦、茯神。此外，亦可治黄胖病，俗名脱力黄。其症肢面浮而发黄，全身无力，动则气喘，脉象虚弱，舌淡不华，食欲减退。病由脾胃阳虚，生化来源不足，营卫气血俱虚所致。小建中汤温养脾胃，平补阴阳，故能治之。本方为安内攘外……仲景治阳虚之总方也，得其旨者，可即此一方，而治百十种阳虚证候，无不立应，是在医者之灵活应用耳。

【曹颖甫医案】治王右。腹痛喜按，痛时自觉有寒气下迫，脉虚弦，微恶寒，此为肝乘脾，小建中汤主之。饴糖 30g，白芍 18g，桂枝 9g，炙甘草 6g，大枣 6g，生姜 9g。廖笙注：本案为中阳不足，里虚腹痛证。患者腹痛喜按，脉虚弦，恶寒，为阴寒气盛，中阳不足，肝木乘脾所致，故以小建中汤治之而愈。本汤功能补虚安中，缓急止痛。汤名建中者，建者立也，因中气不足，以此重立之也，此汤寓发汗于不发之中，曰小者，以半为解表，不全固中也。小建中汤重用饴糖，甘温为君补中；白芍为臣，酸甘益阴；佐以桂枝之辛温发散，合白芍以调合营卫；又以甘草、大枣、生姜甘缓辛温，养胃和中，故能温养中气，平补阴阳，调合营卫。本案与前案症状略有出入，前案阴寒更盛，里虚较重，故用小建中汤加味，此案较轻，故以小建中汤主之而不加味，但其为里虚则一也。

诸家医案均有启迪，特别是关于脉的描述，更在仲景所言脉的基础上，为小建中汤的应用提供了参考，而许叔微案本麻黄汤证先予小建中汤，继投以麻黄汤，更是活用之典范，值得临床分析参考。

有的医家强调，小建中汤用饴糖，且该方以饴糖为君，笔者临床体会，不用亦可（现药店大多缺此药）。

三、医案举例

【案 12】非霍奇金淋巴瘤

东某，女，62 岁，河北省某机关干部。

初诊：2007 年 12 月 16 日

现病史：2007 年 10 月 23 日在某部队医院体检，CT 报告：考虑肝脏多发转移瘤，最大者 7.0 cm×4.0cm，继之又在河北省某医院做 PET 检查，提示右甲状腺结节，行手术，术后甲状腺功能检查无异常，病理示：弥漫性大 B 细胞性淋巴瘤，赴北京某医院进一步检查，2007 年 11 月 27 日 CT 示：肝内多发肿瘤，最大者 11.0cm×7.0cm，确诊为非霍奇金淋巴瘤Ⅳ期。确诊后，即行化疗，以中药对抗其胃肠道反应及骨髓抑制。化疗 8 个疗程后开始发烧，于 2008 年 2 月 14 日住河北省某医院，经西药治疗月余发烧无好转，出现呼吸功能衰竭，心、肾功能衰竭，进行抢救，上呼吸机维持，下病危通知。2008 年 3 月 4 日以中药治疗，三日后体温渐降，接近正常，6 日后发烧好转，继服中药 6 日撤掉呼吸机，出院，以中医药治疗。2008 年 4 月底复查 CT：肝脏病变缩小为 2.2cm×1.2cm。继续中药治疗。2008 年 9 月 16 日，复查 CT 示：双肺多发小结节，少许条索影，左下腹、前腹壁小结节，右枕叶低密度，左顶叶可疑低密度。MRI 示：左侧小脑半球异常信号，脑白质变性，脑萎缩。化验检查：血尿酸 568mmol/L。2008 年 10 月 8 日复查 CT：肝内低密度占位，右肺下叶炎性可能性大，双肺未见结节。2009 年 2 月 1 日至 11 日又进行了一次化疗。

复诊：2009 年 2 月 21 日。

证候：胃痛，食后胃胀，呃逆，乏力，伴有心悸气短。脉缓，舌淡苔白。

辨证分析：脾胃虚弱，肝脾失调，阴阳失和。

治法：健脾胃，和阴阳，疏肝理气。

处方：四君子汤合小建中汤加减。

党参 10g，白术 10g，茯苓 30g，生甘草 10g，清半夏 10g，陈皮 10g，竹茹 10g，桂枝 10g，白芍 12g，全蝎 6g，柴胡 10g，厚朴 10g。

水煎服，每日 1 剂，分 2 次服，每周服 6 剂。

患者脾胃受扰，胃失和降，肝脾失调。拟方含小建中汤以缓急止痛，夏陈六君子汤以健脾胃、降逆止呕，柴芍六君子汤以疏肝理气、健脾和胃，方中含方，并行而不悖。

患者患病已 16 个月，发生呼吸衰竭，心、肾功能衰竭后以纯中药治疗也已近 12 个月，虽一般情况尚好，诸症不著，然已有中气受损、营卫失调、阴阳失和，故目前及以后的调治，健脾胃、益中气、和阴阳是最基本的治法，四君子汤应为最基本之用方，可以随证化裁而用之。用小建中汤者其因有三：①小建中汤可健脾胃、和阴阳，已如前述（本例白芍略减其用量，因其酸寒也）。②《金匮要略》小建中汤条下所云："虚劳……悸……腹中痛。"与本例患者乏力气短、心悸、胃痛之主证与病机正相吻合。③小建中汤少佐全蝎以通络止痛为笔者治疗脾胃虚弱，阴阳失和之脘腹痛的经验方，临床应用，疗效可靠。

服上方后诸症减轻，以四君子汤为基础方随证加味调理，至 2009 年 4 月初，诸症好转而停药（其间对合并之肝功能损伤、高尿酸血症、末梢神经炎等，均以中药治疗而愈）。停药后，多次相关检查均未见异常。多年随访，病情无复发，自疾病确诊后已生存 10 年多，未再随访。

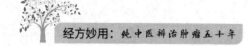

【案13】贲门病变腺上皮重度异形增生

田某，男，63岁，河北省石家庄市人。

初诊：2018年8月31日。

主诉：口干，烧心3年余。

现病史：患者于2014年9月在河北医科大学某医院查胃镜提示：贲门病变。病理：贲门上皮轻度异型增生。遂口服西药治疗（具体药名药量不详）。2015年出现烧心，口干，曾口服中西药物治疗，效果不佳，2018年在河北科大学某医院复查胃镜：贲门病变。病理：腺上皮重度异型增生，遂来求诊。

证候：口干，烧心，胃脘有跳动感，自汗，心悸，气短，大便4日一行，舌红苔白，脉弦。

辨证分析：中焦虚寒，肝胃不和。

治法：温中补虚，和里缓急。

处方：小建中汤加味。

桂枝10g，白芍15g，沙参10g，生甘草10g，丹参10g，浙贝10g，荷叶10g，浮小麦30g，生姜3片，大枣7枚，生龙骨30g（先煎），生牡蛎30g（先煎）。

水煎服，每日1剂，分2次服，每周服6剂。

2018年9月13日复诊：

证候：烧心消失，胃脘跳动感、便秘减轻，仍有口干、自汗，脉弦，舌红苔薄黄。

处方：服药见效，上方加茯苓30g健脾，当归10g养血润肠，淡竹叶10g淡渗且稍事清利（因舌苔薄黄）。

2018年9月27日复诊：

证候：仍有咽干，伴左胁疼痛，脉弦，舌红苔白。

治法：原法合疏肝养胃。

处方：桂枝 10g，白芍 15g，甘草 10g，柴胡 10g，清半夏 10g，麦冬 10g，山药 30g，鸡内金 10g，浙贝 10g，浮小麦 30g，荷叶 10g，生姜 3 片，大枣七枚。

水煎服，每日 1 剂，分 2 次服，每周服 6 剂。

2018 年 10 月 18 日复诊：

证候：诸症减轻，咽中多痰，脉弦，舌红苔白。

处方：上方加苏子 10g，当归 10g 降气行痰。

水煎服，每日 1 剂，分 2 次服，每周服 6 剂。

2018 年 10 月到 2019 年 1 月，一直以小建中汤加减，2019 年 1 月 8 日，在河北医科大学某医院复查胃镜，病理：黏膜慢性炎症，鳞状上皮增生。病理提示腺上皮重度异型增生已逆转。患者微有舌麻，偶有咳嗽，脉滑，舌红苔白。以原法巩固治疗。

第八章　五苓散

一、《伤寒论》《金匮要略》原文

《伤寒论》原文：

太阳病，发汗后，大汗出，胃中干，烦躁不得眠，欲得饮水者，少少与饮之，令胃气和则愈。若脉浮，小便不利，微热消渴者，五苓散主之。

发汗已，脉浮数，烦渴者，五苓散主之。

伤寒，汗出而渴者，五苓散主之。不渴者，茯苓甘草汤主之。

中风发热，六七日不解而烦，有表里证，渴欲饮水，水入则吐者，名曰水逆，五苓散主之。

病在阳，应以汗解之，反以冷水潠之，若灌之，其热被劫，不得去，弥更益烦，肉上粟起，意欲饮水，反不渴者，服文蛤散；若不差者，与五苓散。

本以下之，故心下痞。与泻心汤，痞不解。其人渴而口燥烦，小便不利者，五苓散主之。

太阳病，寸缓关浮尺弱，其人发热汗出，复恶寒，不呕，但心下痞者，此以医下之也。如其不下者，病人不恶寒而渴者，此转属阳明也。小便数者，大便必硬，不更衣十日，无所苦也。渴欲饮水，少少与之，但以法救之。渴者，宜五苓散。

霍乱，头痛，发热，身疼痛，热多欲饮水者，五苓散主之。寒多不用水者，理中丸主之。

《金匮要略》原文：

假令瘦人脐下有悸，吐涎沫而癫眩，此水也，五苓散主之。

脉浮，小便不利，微热消渴者，宜利小便发汗，五苓散主之。

猪苓（十八铢，去皮），泽泻（一两六铢），白术（十八铢），茯苓（十八铢），桂枝（半两，去皮）。上五味，捣为散，以白饮和服方寸匕，日三服。多饮暖水，汗出愈，如法将息。

二、妙用之思考

仲景文中，有"此水者，名曰水逆"之语，可见该方用于水之停蓄，而水之停蓄病涉肺、脾、肾、三焦，本方可兼调之，如柯韵伯所言："水者肾所司也，泽泻味咸入肾，而培水之本；猪苓黑色入肾，以利水之用；白术味甘归脾，制水之逆流；茯苓色白入肺，清水之源委，而水气顺矣。"其中又以脾胃之调为重。张隐庵释曰："首尾皆言胃气，伤寒以胃气为本也。"黄坤载亦云五苓散"燥土而行水""水之不行则逆乱"。尤在泾释《金匮要略》曰："而脐下悸，则水动于下矣，吐涎沫，则水逆于中也，甚而颠眩，则水且犯于上矣。"仲景言："渴欲饮水，水入即吐者名曰水逆。"程郊倩曰："其渴乃气不化津，用五苓散'取其化气回津也，使膀胱之气腾化而津液得生'。"陈修园曰："胃之津液有干竭与不行之别也。"五苓散证之"消渴"乃津液不行，水逆及气不化津，值得回味。

去水之停留，重在"气化"，程郊倩所云五苓散"开结利水""使水泉不致留结""化气回津"之"开结""化气"，皆源于气化。值得推敲的是，方中的桂枝有不少医家皆以通阳化气解之，有的并以此与肾气丸比较，言五苓散利水有余，化气不足。此说不无道理，但若仅视桂枝通阳化气，则嫌不全。《本经疏证》言桂枝"用之之道有六，曰和营、曰通阳、曰利水、曰下气、曰行瘀、曰补中"。《长沙药解》言："桂枝入肝家而行血分……最调木气。"张锡纯指出"桂枝，善理肝木之郁，使之条达""又善和脾胃……脾胃调和则留饮自除""其宣通之力，又能导引三焦，下通膀胱以利小便"。其中"补中""和脾胃"以去水则属常论，而"最调木气"及"宣通之力"利于水气之祛除则不应忽视。

水气从何而去呢？其主要通路一为"表"，一为"里"，亦如《素问·汤液醪醴论篇》所云"平治于权衡，去宛陈莝""开鬼门、洁净府"，而五苓散可两解表里，使水气表里分消。吴遵程推其为"逐内外水饮之首剂"。徐灵胎曰："故此方为利膀胱水道之主药。"但又云："此方治太阳表里未清之证，所谓表里者，经与府也。"以临床应用看，施用此方有"表证"之发热亦可，无发热亦可。

该方亦出现在《金匮要略》痰饮咳嗽病脉证并治篇（水气、痰饮本相关联），该篇有"病痰饮者，当以温药和之"，为医家所推崇，笔者以为"和之"值得重视，水气痰饮留蓄，不可妄用攻逐，仲景虽有攻逐痰饮水气之方，用之均须审慎，停蓄之水虽为实邪，而停蓄之因，亦潜在有虚。《寿世保元》提到"伤暑，身热口干烦渴，心神恍惚，小便赤涩，大便泄泻者，用五苓散"，言其"此脾胃虚而阴阳不分也"，可见五苓散亦可治疗脾胃之虚、阴阳不和。

五苓散在历代医家应用医案中，所涉病证非常广泛，举例言之，如《千金方》提到"五苓散主时行热病，但狂言烦躁不安，精采言语不与人相主当者"。陶节庵曰："以新汲水调服。"《和剂局方》提到"五苓散治伤寒温热病，表里未解，头痛发热，口燥咽干，烦渴饮水，或水入即吐，或小便不利，及汗出表解，烦渴不止""又治霍乱吐利，燥渴引饮。又治瘀热在里，身发黄疸，浓煎茵陈蒿汤调下，食前服，疸痢发渴，及中暑引饮，亦可用水调服。治伤冷饮者，加生姜煎服之"。《内外伤辨惑论》提到"辰砂五苓散治伤寒表里未解，头痛发热，心胸郁闷，唇口干焦，神志昏沉，狂言谵语，如见鬼神。及瘴疟，烦闷不省者，即本方加辰砂。如中暑发渴，小便赤涩，用新汲水调下。小儿五心烦热，焦躁多哭，咬牙上撺，欲为惊状，每服半钱，温熟水调下"。《三因极一病证方论》提到"己未年，京师大疫，汗之死，下之死，服五苓散遂愈，此无他，瘟疫也""五苓散治伏暑饮热，暑气流入经络，壅溢发衄，或胃气虚，血渗入胃，停留不散，吐出一二升许，如衄血，则以茅花煎汤下，屡用得效"。《朱氏集验方》治偏坠吊疝方即本方，煎萝卜子汤调下。《伤寒百问经络图》提到"五苓散又治瘴气温疟，不服水土，黄疸，或泻，又治中酒恶心，或呕吐痰水，水入便吐，心下痞闷。又治黄疸如黄橘色，心中烦急，眼睛如金，小便赤涩，或大便自利。若治黄疸，煎山茵陈汤下，日三服"。《济生方》提到"加味五苓散治伏暑、热二气及冒湿泄泻注下，或烦、或小便不利，于本方加车前子"。《直指方》提到"五苓散治湿证，小便不利""又治伤暑烦渴，引饮过多，小便赤涩，心下水气。又流行水饮，每二钱，沸汤调下。小便更不利，加防己佐之。又治尿血，内加辰砂少许，用灯心一握，新水煎汤调下。又治便毒，疏利小便以泄败精，用葱二茎煎汤调下"。《博闻类纂》"春夏之交，或夏秋之交，霖雨乍歇，地气蒸郁，令人骤病头疼壮热，呕逆，有举家皆病者，谓之风湿气，不知服药，渐成瘟疫，宜用五苓散半贴，入姜钱三片，大枣一枚，同煎，服一碗，立效"。《万病回春》提到"一妇人病愈后，小便出屎，此阴盛失于传送，名大小肠交也，先用五苓散二剂而愈，又用补中益气汤而安。秋应凉而反淫雨者，冬发湿郁也，五苓散主之"。

【案14】自发性气胸

苏某，男，15岁，河北省灵寿县人，学生。

初诊：1994年12月14日。

主诉：气短胸闷40余日。

现病史：患者于1994年10月31日因自发性气胸第四次住院治疗，行胸腔闭式引流，并对症治疗，于1994年11月11日出院，1994年12月14日气短胸闷较著，胸部X线检查（胸片号：291876）见大量液气胸。

既往史：患者于1992年2月27日，因自发性气胸住某医院胸外科治疗，病情缓解出院。其后多次复发，均对症治疗。

证候：面色晦滞少华，气短胸闷，动则为甚，偶有心悸胸痛，脉缓，舌淡苔白。

辨证分析：脉络损伤，瘀血内阻。

治法：活血祛瘀，疏肝通络。

处方：复元活血汤加减。

柴胡15g，花粉10g，当归10g，赤芍15g，穿山甲10g，桃仁10g，红花10g，生甘草10g，茯苓30g，大黄10g。

水煎服，每日1剂，分2次服，每周服6剂。

1994年12月29日复诊：

服上方两周，除大便略溏外，症状无明显变化，脉舌表现如初诊。

因思该患者虽有脉络损伤，瘀血内阻，但尚有痰饮之停聚，初诊未思及此，故治之乏效。且胸闷似有加重之势，遂以五苓散合活络效灵丹化裁治之。

处方：丹参 30g，当归 10g，生黄芪 15g，茯苓 30g，猪苓 10g，泽泻 15g，白术 10g，桂枝 10g，赤芍 10g，三七 1.5g（冲服）。

水煎服，每日 1 剂，分 2 次服，每周服 6 剂。

1995 年 1 月 5 日复诊：

服上药 1 周症状大减，诊见面色晦滞不著，脉缓，舌淡红苔白，效不更方，原方继服之。

1995 年 1 月 12 日复诊：

诸症若失，原方继服 1 周后复查，胸片未见液气胸，遂停药，至 1996 年 4 月 16 日随访病未复发。

五苓散，功能温阳化气，利水渗湿，治痰饮水湿内停。该例为"液气胸"，有痰饮停蓄，始用复元活血汤不效，分析其原因在于未注意痰饮内停这一点，"饮""瘀"互结，当兼而治之，而饮之停聚乃显而易见者，故主以五苓散。《万病回春》以五苓散用于大小肠交的治疗亦有启示（若比喻之，则如用此补"漏"补"洞"也）。

活络效灵丹为《医学衷中参西录》方，由当归、丹参、乳香、没药组成，"治气血凝滞，疼痹癥瘕、心腹疼痛、腿疼臂疼、内外疮疡，一切脏腑积聚，经络湮淤"。关于加减书中谈到："疮破后生肌不速者，加生黄芪、知母、甘草，脏腑内痈加三七、牛蒡子。"本例用丹参、当归、生黄芪、三七乃遵上意而化裁，其因有三：①患者自发性气胸乃脉络损伤，瘀血内阻，因而"气血凝滞"；②推想"气胸"有类于"疮疡"者，反复发作有类于"疮破后生肌不速者"；③反复发作，气短而动甚，气虚之征已明显，故以生黄芪益气托疮生肌与活血药并用，益气行瘀则相得益彰。该例液气胸亦有积液，虽非恶性，然多次复发亦非轻症也。

本例乃"古方"治"今病",究其获效之因,其一在于坚持辨证论治,其二在于活用古方,其三在于参考西医诊断,其四在于活跃思维,此亦得益于古医家之启迪也。

《济阴纲目》提到"五苓散治湿生于内水泻,小便不利",上述历代医家的应用都值得细细推敲。如用于"狂言""霍乱吐利""瘀热发黄""瘴疟""疫""偏坠吊疝""便毒""大小肠交""水泻小便不利""伏暑衄血"等,思之再思,不仅有临床意义,亦有理论意义。

基于上述思考,笔者常据证以五苓散化裁,使其应用于恶性肿瘤积液的治疗(如肺癌胸腔积液、心包积液;肝癌腹水;某些妇科恶性肿瘤及肠癌的盆腔积液等),这是因为恶性肿瘤,尤其晚期,多有脾胃虚弱、正气不足、阴阳失和、表里同病等情况,多宜"和之",而不宜妄事攻伐,笔者应用时多加黄芪,命曰黄芪五苓散,其效尚满意。

三、医案举例

【案15】直肠癌术后,膀胱肠瘘

庞某,男,59岁,河北省廊坊市某单位干部。

初诊:2018年1月3日。

主诉:直肠癌术后7年多,疮口长期不愈。尿从大便出3个多月。

现病史:患者于2010年7月下旬确诊为直肠癌,并于2010年8月5日行Miles手术。病理:盘状隆起型高–中度分化腺癌,肿瘤浸及肌层,小灶达外膜,术后半年内注射免疫球蛋白;

2011年3月发现会阴伤口内填满浅黄色,破质絮状物致伤口无法愈合;

2011年4月,廊坊市某医院行清创手术;

2012 年底，会阴肌肉亦硬，在中国医科学院某医院查 CT：直肠癌 Miles 术后，骶前至会阴部不规则软组织影及索条影，边界模糊，中央可见含气含液低密度影，向前与膀胱关系密切，膀胱壁明显增厚，内见积气。左下腹壁造瘘口伴腹壁疝。经全国多地求医问药，经治疗后，肛周触摸到硬块逐渐变软，但伤口内硬块一直无变化，且分泌物较多，见脓血；

2017 年 9 月，因伤口内腐烂组织明显，于山东某地用生肌膏，至 10 月发现会阴部伤口与膀胱联通，导致大便中漏尿；

2017 年 11 月 22 日在中国医学科学院查 CT：直肠癌 Miles 术后，骶前至会阴部不规则软组织影及索条影，边界模糊，中央可见含气、含液低密度影，气体影较前增多，向前与膀胱关系密切，膀胱壁明显增厚，内见积气。左下腹壁造瘘口伴腹壁疝，同前大致相仿。

2017 年 12 月 13 日住天津医科大学某医院，外科检查：会阴部伤口穿透与膀胱联通形成膀胱瘘，予抗炎治疗，膀胱镜病理活检为炎性，2017 年 12 月 19 日出院待活检灶愈合后再次手术。

因手术之效不确切而于 2018 年 1 月 3 日求诊于中医。

证候：胃脘畏寒，肛周疼痛，痛脓淋漓，魄门漏尿，伴腰酸，脉滑，舌红苔白微黄。

辨证分析：气虚，膀胱气化失司，夹痛毒内聚。

治法：先以益气，助膀胱气化，再议之。

处方：黄芪五苓散化裁。

生黄芪 15g，桂枝 10g，猪苓 10g，茯苓 30g，泽泻 10g，僵蚕 10g，白术 10g，知母 10g。

水煎服，每日 1 剂，分 2 次服，每周服 6 剂。

因舌苔白而微黄，故方加知母以佐之，加僵蚕者乃化痰散结通络。

2018 年 1 月 17 日复诊：

证候：服药后尿量增多（患者平日常记载日排尿量，服药后据其言排尿量增多 500 余毫升），漏尿无变化，伴咳则排尿，尿从前阴出，诊脉滑，察舌红苔薄黄。

辨证分析：服药后尿量增多，而粪中漏尿不增多，乃膀胱气化得助，佳兆也，咳则遗尿，当从肺调之。

处方：以初诊方加减。

原方黄芪改 30g，加浙贝母 10g，紫菀 10g，化痰止咳水煎服。

水煎服，每日 1 剂，分 2 次服，每周服 6 剂。

2018 年 2 月 7 日复诊：

证候：腰酸减轻，偶有咳则排尿，粪中出尿减轻，原伤口仍有脓夹血丝，脉滑，舌红苔白。

辨证分析：粪中出尿减轻，药已中的，伤口有脓夹血丝当从痈论治。

治法：原法合活络效灵丹化裁。

处方：生黄芪 60g，桂枝 10g，茯苓 30g，猪苓 10g，泽泻 10g，白术 10g，僵蚕 10g，浙贝母 10g，知母 10g，丹参 10g，山茱萸 10g，三七粉 1g（冲服），乳香 6g，没药 6g。

水煎服，每日 1 剂，分 2 次服，每周服 6 剂。

《医学衷中参西录》活络效灵丹"治气血凝滞，疬癖癥瘕，心腹疼痛，腿疼臂疼，内外疮疡"其加减中谈"疮破后生肌不速者，加生黄芪、知母（但加黄芪恐失于热）、甘草。脏腑内痈，加三七（研细冲服）、牛蒡子"。该患者有类于"脏腑内痈"破后"生肌不速"之处，故遵方义化裁亦活用之处也。

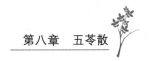

2018 年 2 月 28 日复诊：

证候：粪中出尿大减，咳则遗尿减轻，原会阴部伤口脓液夹血丝减而未已，脉滑，舌红苔白，原方加薏苡仁 30g，败酱草 10g，僵蚕改为 15g，以增解毒排脓之力，水煎服，服法同初诊。

2018 年 3 月 15 日复诊：

证候：服药后粪中出尿几无，偶有咳则遗尿，脉滑，舌红苔白。

辨证分析：服药已获显效，仍以原法巩固之

处方：生黄芪 60g，桂枝 10g，茯苓 30g，猪苓 10g，白术 10g，泽泻 10g，丹参 10g，乳香 8g，没药 8g，三七粉 5g，浙贝母 10g，桔梗 10g，僵蚕 15g，薏苡仁 30g，败酱草 20g，山茱萸 15g。

水煎服，每日 1 剂，分 2 次服，每周服 6 剂。

2018 年 4 月 2 日复诊：

患者喜告曰：症状及检查结果报告"是多年来没有过的好消息"，诸症明显减轻，仍偶有咳则排尿，原伤口仍有分泌物，近期效果已乐观，仍以原法巩固治疗，原方加白果 10g，水煎服，服法同初诊。

基于上述思考，笔者常据证以五苓散化裁应用于恶性肿瘤积液的治疗（如肺癌胸腔积液、心包积液；肝癌腹水；某些妇科恶性肿瘤及肠癌的盆腔积液等），这是因为恶性肿瘤，尤其晚期，多有脾胃虚弱、正气不足、阴阳失和、表里同病等情况，多宜"和之"，而不宜妄事攻伐，笔者应用时多加黄芪，命曰黄芪五苓散，其效尚满意。

【案 16】肺癌

尚某，女，48 岁，河北省石家庄市某厂技术员

初诊：2002 年 3 月 27 日。

病情摘要：患者因咳嗽气短 1 年余，加重数日，伴左锁骨上出现

质硬之肿大淋巴结，于 1994 年 12 月 9 日就诊，胸部 X 线检查（X 号：293634），CT 检查（CT 号：24773）印象：左下肺癌，伴纵隔淋巴结肿大。初诊后于 1994 年 12 月 14 日行锁骨上淋巴结切除活检，病理：低分化腺癌（病理号：94-11099）。1994 年 12 月 21 日～1995 年 2 月 28 日期间，予根治性放疗（原发灶、纵隔、锁骨上淋巴结区放疗），第 1 周及第 4 周予以化疗。1995 年 3 月 22 日～1995 年 8 月 19 日共进行 4 个疗程化疗。期间辅以中药治疗，针对放、化疗副反应辨证论治。治疗后复查，胸大片：左下肺原发病灶影密度明显减低。CT 示：左下肺高密度灶基本消失。此阶段历经 8 个月。因患者畏惧化疗副作用，且自觉服中药后情况良好，故停止西医药治疗。

1995 年 11 月 23 日～1999 年 12 月 8 日，辨证论治重点着眼于扶正，佐以化痰宣肺法治疗，患者体力明显恢复，饮食起居一如常人，X 线胸片检查：化疗后改变，左胸膜肥厚粘连，其间每 3 月复查一次胸片（偶加肺部 CT 检查）均无明显异常，此阶段中医药治疗近 4 年。

2002 年 3 月 25 日，因咳嗽气短胸闷行胸部 X 片检查：双侧胸腔积液，原左下肺癌复发，行一次化疗，因反应大而中止化疗，以中药治之。

2003 年 3 月 18 日胸部 X 线复查仍有双侧胸腔积液，经中药治疗至 2003 年 7 月 7 日复查，双侧胸腔积液吸收；2003 年 9 月 29 日复查胸片，又见右肺少量胸腔积液，经中药治疗月余，胸腔积液再次吸收，继续以中医药辨证治疗。

2005 年 1 月 5 日，其子来告，2004 年 12 月 4 日因"心力衰竭"抢救无效死亡。自确诊后生存近 12 年（其中以放、化疗为主，辅以中药治疗仅 8 月余）。

治疗摘要：患者于 2002 年 3 月 27 日初诊，经辨证治疗，咳嗽、胸闷、心悸、咳血及发热均好转，饮食起居如常人，每日坚持晨练，惟活动后气短较为明显（心电图检查无异常）。

2003 年 3 月 18 日复诊：

证候：近日活动后气短较明显且伴下肢浮肿。脉滑，舌淡红苔白，胸部 X 线检查仍有双肺胸腔积液。

辨证分析：饮停致气化失司。

治法：温化痰饮。

处方：生黄芪 30g，桂枝 10g，茯苓 10g，猪苓 10g，白术 10g，泽泻 10g，薏苡仁 30g，山药 30g，鸡内金 10g，浙贝母 10g，地龙 10g，僵蚕 10g，当归 10g。

水煎服，每日 1 剂，分 2 次服，每周服 6 剂。

以上方为基础方（生黄芪 30 ～ 60g，桂枝 10 ～ 15g，薏苡仁 30 ～ 60g，偶加山慈姑 8g，全蝎 6g，冬瓜皮 30g，或加炮附子 10g，去贝母）服之。

2003 年 7 月 7 日复诊：

双肺胸腔积液吸收，偶有咳嗽、气短，脉滑，舌正红苔白，遂以 2002 年 3 月 27 日初诊处方合百花煎（经验方：百合 10g，百部 10g，花粉 10g，紫菀 10g，浙贝母 10g，薏苡仁 30g，山药 3g，鸡内金 10g，知母 10g，茯苓 10g，地龙 10g，生甘草 10g）化裁治之。

2003 年 9 月 29 日复查胸片，又见右肺少量胸腔积液，仍以 2003 年 3 月 18 日方治之月余，胸腔积液再次吸收，继以 2003 年 7 月 7 日治法遣方。

方用黄芪五苓散在于：五苓散健脾祛湿，化气行水，且升清降浊，调畅气机，重用生黄芪补气以利气化，且善利小便，给饮邪以出路。临床体会，癌症病久正气亏虚的胸腔、腹腔积液，以葶苈子泻肺行饮，功效则逊于温通益气而化饮，该患者双侧胸腔积液已久，故以此方治之。通常而论，有积液，当从痰饮停蓄考虑，自然会想到逐饮，但对恶性肿瘤的胸腔积液，攻逐水饮不宜力量过强。这是因为胸腔积液当权衡两个方面：一为水饮盛而阻肺，一为肺虚化饮不利。前者邪盛标急，故常有《金匮要略》中"咳逆倚息短气不得卧""咳唾引痛"之类的表现，后者则正虚势缓，未必有不少"急迫"症状，前者可适当攻逐水饮以缓急，后者则应益肺以调之，但无论前者还是后者都必须顾及正气。《金匮要略》有云："病痰饮者当以温药和之。"应注意"和"的意义（笔者治疗肺癌伴胸腔积液时常据证以五苓散加生黄芪治之，即有用药"温"取意"和"的考虑）。本例两肺积液其表现重在后者，故当以益肺为主调之。肺虚如何益肺呢？通常多补肺气，但不能忽略益肺阴（津），即"滋肺"。唐容川《血证论》有"阴阳水火气血论"颇能启人深思。其对小柴胡汤仲景自注"上焦得通，津液得下，胃气因和"的见解为："是通津液，即是和胃气，盖津液足，则胃上输肺，肺得润养，其叶下垂，津液又随之而下，如雨露之降，五脏戴泽，莫不顺利，而浊阴全消，亢阳不作，肺之所以制节五脏者如此。设水阴不足，津液枯竭，上则痿咳，无水以济之也；下则闭结，制节不达于下也；外则蒸热，水阴不能濡于肌肤也，凡此之证，皆以生水为治法。"又曰："盖无形之水阴，生于下而济于上，所以奉养是气者也，此水则宜滋。"或曰：两肺积液乃水停，与"滋肺"是否相矛盾呢？还是唐容川之论说得好，"无形之水阴"则宜滋，"有形之水质"则宜泻，一为"正"，一为"邪"，二者并行而不悖。唐容川之论，提示有积"液"亦不应妄事逐"水"。本例用黄芪五苓散合薏苡仁、山药、鸡内金以健脾化湿消积，浙贝母以化痰利肺，僵蚕、地龙化痰散结通络，当归养血行血，与黄芪相合气血双补以扶正气。

治疗肺癌，尤其是病程日久之晚期肺癌，顾护肺气、肺阴是十分重要的。该患者双肺胸腔积液已年余，经中药治疗病情有所好转，然积液未彻底消除，积液不但耗肺气而且损肺阴，恶性胸腔积液（归属中医痰饮范畴）本身既为病邪，又是邪盛之产物，邪盛必然伤正。再者，泻肺行水也好，以温药行之化气行饮也好，均有碍于肺阴，因此，治疗中务必要益肺气，养肺阴亦不可忽视，饮停而养肺阴，并不悖医理，因饮为"邪"，肺阴为"正"，此乃扶正达邪之法，临床中一些肝硬化腹水的患者，当有明显阴虚证候时，以"一贯煎"化裁益肝肾之阴以治之，亦为一治疗大法，可作为佐证。

该患者合用之"百花煎"（自拟方），其特点即是兼顾肺阴，方中用百合"清痰火，补虚损"（《纲目拾遗》)，用知母"润心肺，补虚乏"（《日华子本草》)，均可润肺止咳，且百合能"利大小便"（《神农本草经》)，知母能"下水"（《本经疏证》)，皆与"饮停"无碍，用花粉润肺生津且"化肺中燥痰，宁肺止咳"（《医学衷中参西录》)，皆为顾肺阴者也。

肺癌恶性胸腔积液，特别是大量胸腔积液，多为较晚期的症状，中医药治疗有一定效果。但不少病例积液难于速消，需较长时间的用药，而且积液消而复发的情况也不少，有的积液"消""长"反复，因此，如何防止积液消而复发，进一步提高疗效，尚需深入研究，但有的病人虽然积液消长反复，却可长期生存。

兹举例说明之：河北省某医院职工曹某之母，家庭妇女，1999 年 8 月 5 日，因左乳癌术后 4 年，发现胸水 5 月余就诊，患者年近 7 旬，体质较差，故求中医药治疗。据证依"病痰饮者，当以温药和之"之意，予黄芪五苓散为基本方化裁，治疗 3 月余胸腔积液吸收，其后多次反复，

2001 年 9 月 20 日检查 CT，报告：肝脏占位性病变。遂以自拟"甲乙煎"方和黄芪五苓散为基础化裁施治，至 2007 年底，已年近 8 旬（其后未再就诊）。

笔者体会，在中医药治疗中，对胸腔积液的处理（抽液），应注意二方面：一要提高警惕，如积液增长过快，出现明显的症状，应适时抽液以缓解急迫，为中医药治疗争得时间；二要慎重，如果积液无明显增长，病人又无明显急迫症状，则不一定抽液。临床所见，抽取积液后，较易复发，有的甚至积液增长更速，且抽取积液，特别是反复抽液损伤正气，耗伤体质，故应权衡轻重缓急，将提高警惕与慎重处置结合起来，突出个体化治疗。

尚某自 2003 年 11 月以后，即以上法间断服药，因经济情况限制未再作有关检查，但自觉一般情况尚佳。

【案 17】肝癌伴腹水及胸腔积液

赵某，男，64 岁，河北省邢台市某单位职工。

初诊：2007 年 1 月 8 日。

患者 CT 检查发现肝多发占位、肾多发低密度伴腹水、双侧胸腔积液（以右侧为甚）、肺不张、胆囊炎、胆结石。肝穿病理报告：肝癌（混合癌）。考虑西医治疗棘手而求诊于中医。

证候：右胁胀痛，胃脘不舒，食欲不振，气短心悸，脉结，舌红苔薄黄。

辨证分析：肝郁气滞，脾胃虚弱，饮停经阻伴心阳不振。

治法：疏肝理气，健脾和胃，行血化饮兼通心阳。

处方：自拟"甲乙煎"合五苓散化裁。

茵陈 30g，茯苓 30g，薏苡仁 30g，佩兰 10g，泽泻 10g，郁金 10g，

柴胡 10g，连翘 10g，生甘草 10g，山药 30g，鸡内金 10g，猪苓 10g，白术 10g，桂枝 10g。

水煎服，每日 1 剂，分 2 次服，每周服 6 剂。

本例肝癌腹水伴胸腔积液，西医学认为：肝癌约 5%～10% 伴肝性胸水，多为右胸，也有双侧胸腔积液者。本例腹水伴双侧胸腔积液，可谓饮停较著，方用自拟甲乙煎加山药、鸡内金，合五苓散以化饮，乃鉴于对该方的几点考虑：①取其健脾化湿、化气行水，此为常言之功效。②取其升清降浊，可调畅气机使升降复常。腹水乃湿浊之蓄积，湿浊蓄积则壅滞气机，升降失常，甚则"出入废""升降息"而致危殆，因此，调气机、复升降十分重要。方中桂枝、白术扶脾化气，两者相配上升通阳之效捷。泽泻合茯苓、猪苓渗湿分清，下降利水之力足，气机调畅，升降得宜，则利于水湿之祛除。③与茵陈相合则解郁而利湿，且五苓散之桂枝合柴胡、茵陈皆可调达肝气。再者，患者心悸气短脉结，桂枝可通心阳以治之。

2007 年 2 月 1 日复诊：

右胁痛时作，余证减轻，脉舌如初诊。

服药平稳，已有小效，故以原方加旋覆花 10g（布包），茜草 10g治之．

水煎服，每日 1 剂，分 2 次服，每周服 6 剂。

2007 年 4 月 23 日复诊：

胁痛、食欲不振、心悸均减轻，仍有气短以活动后为著，脉缓舌红苔白。

服药以来肝郁得舒，脾虚得健，心阳得助（结脉未见），考虑气短为饮停气机不畅所致，故仍以 2007 年 2 月 1 日方加蒲黄 10g 以活血行水。

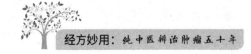

水煎服，每日1剂，分2次服，每周服6剂。

嘱若无不适，此方可长服，若蒲黄口味不适亦可去之。

以上法服药年余，诸症减轻，所喜者，2008年9月16日经邢台市某医院CT检查，9月23日又经河北医科大学某医院CT检查均报告：肝顶见低密度影，未见腹水及胸腔积液。医患双方对疗效均十分满意，嘱仍遵原法用药以巩固之。

2013年12月底，患者介绍其同乡来就诊，得知患者病逾6年情况良好。

【案18】肝癌

许某，女，71岁，河北省某县，农民。

初诊：2002年2月21日。

患者于2002年2月21日就诊，在原籍某县医院行CT检查，印象：肝脏占位性病变，继之在河北省某医院、河北医科大学某医院及北京某医院行CT检查均诊断为肝癌。查肝功能ALT中度升高，AFP异常，因年事已高不能手术，遂求助于中医。服药3个月，诸症消失，肝功能检查正常，精神行动一如常人，继续服药。服药期间，2003年至2007年每半年复查一次，2007年以后每1年复查一次CT、肝功能及AFP等，除2007年7月CT检查显示病变较2003年略有增大外，余均无异常。2010年3月中旬出现腹水，经中药调治3月余腹水消退。2011年3月29日再次出现腹水，经中药治疗2月余腹水消除，病情稳定。81岁高龄，带瘤生存已近10年，2012年正月十五，因与亲人团聚，兴奋过度，突发卒死（未死于原发病）。

主诉：疲乏无力，腹胀，食欲不振2月余。

证候：乏力，腹胀，纳差。伴气短，腰酸，下肢浮肿，便溏，舌淡红，脉弦。查肝功能：ALT 中度升高。

辨证分析：脾虚湿困，肝郁气滞。

治法：健脾化湿，疏肝理气。

处方：甲乙煎（自拟方）化裁。

茵陈 15g，茯苓 30g，薏苡仁 30g，佩兰 10g，泽泻 10g，郁金 10g，扁豆 10g，山药 20g，柴胡 10g，连翘 10g，生甘草 10g，鸡内金 10g。

水煎服，每日 1 剂，分 3 ～ 4 次服。

2002 年 3 月 8 日复诊：

主诉：南方旅游半月后，每日服药 1 剂，腹胀便溏好转，食欲增加，乏力、下肢浮肿减轻，除偶有活动后气短、腰酸外，无明显不适。

证候：患者精神佳，舌正红苔白，脉缓。

辨证分析：以健脾化湿、疏肝理气法治之，肝气得疏，脾虚得健，效不更方，仍肝脾同治，原方继服。

2011 年 3 月 29 日复诊：

其子代诉，近来下肢浮肿，伴有心悸气短腹胀满。B 超检查出现腹水，其原籍某县医院建议住院治疗，患者拒绝住院。

辨证分析：肝脾失和，气机失畅，脾虚湿困，气化不足。

治法：健脾化气行水。

处方：甲乙煎合茵陈五苓散化裁。

茵陈 30g，生黄芪 30g，茯苓 30g，薏苡仁 30g，猪苓 10g，泽泻 10g，白术 10g，桂枝 10g，郁金 10g，浙贝母 10g，柴胡 10g。

因患者一年前已出现过一次腹水，当予重视，除服上方外，嘱其家属加强饮食调理，其家属遵医嘱以五谷杂粮（大米，小米，玉米面，白面，豆类，芝麻，花生等）、多种蔬菜（尤多用冬瓜、南瓜等）细心调

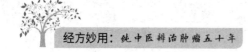
配，随其喜恶，护理十分精心，2011 年 6 月中旬复查腹水消退，而继续以原法调治，其时 81 岁高龄，已带瘤生存近 10 年，仍在服药中。

本例用五苓散之意已如前述。再者患者年高病久，体虚而心悸气短，桂枝与茯苓、白术相和，取苓桂术甘汤之意以治之。

重用生黄芪亦源于《医学衷中参西录》之启发。书云：生黄芪能补气兼能升气，而补气之功最优。张氏强调黄芪能补肝虚，"愚自临证以来，凡遇肝气虚弱不能调达，用一切补肝之药皆不效，重用黄芪为主，而少佐以理气之品，服之复杯即见效验，彼谓肝虚无补法者，原非见道之言也"，又曰"善利小便"，此二点正利于患者肝病日久，腹水内生之治疗。

第九章 当归芍药散

一、《金匮要略》原文

妇人怀妊，腹中㽲痛，当归芍药散主之。

妇人腹中诸疾痛，当归芍药散主之。

当归三两，芍药一斤，茯苓四两，白术四两，泽泻半斤，川芎半斤（一作三两）。六味杵为散，取方寸匕，酒和，日三服。

二、妙用之思考

该方妊娠可用，杂病可用（"诸疾"虽不能视为"一切"疾病，但毕竟乃"很多疾病"），产后亦可用，《类聚方广义》曰："当归芍药散治妊娠产后下利腹痛，小便不利，腰脚麻痹而无力者，或眼目赤痛。"足见其应用之广，从组方用药分析，其治针对了"肝"。赵以德释云："因脾土为木邪所克，谷气不举，湿淫下流以滞阴血而痛，故君以芍药疏肝利滞……"汪近垣曰："妇人之病，由肝郁者居多，郁则气凝血滞，或痛或胀……当归芍药散舒郁利湿，和血平肝……"其治又针对了脾，徐忠可曰："㽲痛者……脾郁不伸，郁而求伸，土气不调，则痛绵绵矣。"陈灵石曰："凡怀妊腹痛，多属血虚，而血生自中气，中者土也，土过燥不生物，故以芎、归、芍药滋润之，土过湿亦不生物，故以苓术泽泻渗之。

燥湿得宜，则中气治而血自生，痛自止矣。"而肝为女子先天之本，脾为后天之本、气血生化之源，这就为该方应用之广奠定了基础。笔者以为妇人诸疾若气血凝滞、湿邪阻滞、肝脾失和，脉见弦、缓或两关不调，舌红苔白者，皆可以此方化裁治之。

关于疠痛，是"绞痛"还是"绵绵而痛"？南京中医学院金匮教研组编著之《金匮要略译释》曰"疠痛"为腹中"绵绵而痛"，徐忠可即持此论。而《三因极一病证方论》则言"疠痛"为腹中绞痛，二者言"痛势"截然不同，依从何家之言呢？不妨从"文"的角度分析一下吧：

《说文解字》无"疠"字，有"疛"字，解"疛"为腹中急痛，绞痛，又曰古音"纠"。《释诂》云："㽺，病也。"（"㽺"为"疛"之古文假借字）。

《康熙字典》"疛"字下有如下解释：①引《说文解字》音"绞"，腹中急也；《广韵》曰"腹中急痛"；又《类篇》曰"疛瘤，肉起貌"；《集韵》又释为"小痛"。其音《广韵》《集韵》言"樛"，《广韵》又音"鸠"，《集韵》又音"惆"。②"疠"字列"疛"字下，言《篇海》同上，又曰乃"病也"。③但《康熙字典》疛字下有：《方书》云"秽气感触邪热而发之病，俗作疠"。④二字的读音：疛，有"绞""纠""樛""鸠""惆"之别，"疠"则读音"朽"。

由上分析可见：①疠和疛二字是有关联的；②至于读音，从临床看，影响不大；③二字从病证来讲，一为"病也"，及病"形"，"疛瘤，肉起貌"。其病之"痛"，一为"小痛"（即绵绵而痛），一为腹中急痛、绞痛。据此，余以为"疠痛"者，"小痛""绞痛""急痛"均可。这与"妇人杂病脉证并治"篇中条文"妇人腹中诸疾痛，当归芍药散主之"也是吻合的。"诸疾痛"当然不排除"怀妊"腹中痛的情况。从条文"妇人怀娠，宜常服当归散主之"，也可看出当归芍药散对妇人怀妊的治疗也是安全的（当归散方为当归、川芎、芍药、白术、黄芩与当归芍药散之方药也有多药相同），特别是从临床应用看，绵绵而痛可，绞痛、急痛也可。如果非要限定其中之一，势必人为限制了该方的应用。《三因极一病证方论》指出："该方常服通畅血脉。"可视为应用之注脚。

《青州医谈》云："当归芍药最深之症，面色痿黄，腹中如有物而非块，又如包物之状，若是者，用之奇效；要是因血滞而水亦滞者也。"其中"腹中如有物而非块""又如包物之状，要是因血滞而水亦滞也"，很值得回味，受此启发，笔者对卵巢囊肿及一些盆腔炎、附件炎患者，或B超检查盆腔有少量积液者，用当归芍药散化裁治之，其效亦佳。

三、医案举例

【案 19】宫颈癌

李某，女，58 岁，汉族，已婚，农民，河北省高阳县人，病历号：201241997。

初诊：2012 年 11 月 12 日。

主诉：阴道不规则出血 2 月，宫颈癌术后 1 月。

现病史：2012 年 9 月患者无明显诱因出现阴道不规则出血，10 月15 日就诊于某院妇科，行宫颈活检示：(3、6、9、12 点) 低分化鳞癌。于 10 月 19 日行广泛全子宫切除术＋双附件＋盆腔淋巴结清扫术，术中见宫颈环周型肿物，大小约 3cm×2.5cm，手术顺利。术后病理示：宫颈低分化鳞癌，癌组织侵及宫颈壁深肌层，宫颈管内口见癌累及；阴道残端及双侧宫旁组织（－），双侧卵巢充血，输卵管慢性炎症；双侧盆腔淋巴结未见转移（左侧 0/7，右侧 0/5）。术后诊断：宫颈癌术后 IB1 期（低分化鳞癌）。术后予以放射治疗，剂量为 50GY/25F 外照 +3 次腔内治疗，A 点剂量为 74GY 左右。放疗过程中出现间断腹泻，考虑放射性肠炎，止泻处理后病情出现好转。放疗期间同时进行化疗，用药方案为：DDP 40mg 每周一次，治疗后出院。出院时给予患者中药治疗，患者放疗后白细胞偏低，乏力，给予中药治疗，以达到益气健脾、补益肝肾的功效。出院半年后再次来就诊，经询问得知患者出院后间断出现腹痛、恶心、呕吐，于 2013 年 1 月、3 月、6 月三次因肠梗阻住院，经过胃肠减压、灌肠等治疗好转，患者自述出院后间断服用中药，因为不全性肠梗阻一直未再就诊。

2013 年 7 月 8 日复诊：

证候：消瘦，面色萎黄，间断腹痛，食欲差，乏力，无恶心及呕吐，大便困难，4 ～ 5 天一次，全腹质韧、无压痛及反跳痛，舌红，苔黄腻，脉缓。

辨证分析：患者宫颈癌术后、放化疗后，出现间断腹痛、大便困难的症状，考虑与手术和放疗损伤导致肠管粘连有关；腑气不通，不通则痛，故腹痛、大便难；食欲差，乏力，与患者多次治疗导致脾胃气虚，运化失司，气血生化乏源有关；消瘦，面色萎黄，与脾胃虚弱、气血亏虚不能上荣肌肤有关；舌质红、苔黄腻，与腑气不通，湿热内蕴有关；脉缓为气血不足之脉。

治法：活血化瘀、行气止痛、健脾化浊。

处方：当归芍药散合薏苡附子败酱散加减。

当归 10g，白芍 15g，川芎 10g，茯苓 15g，白术 10g，泽泻 15g，生黄芪 15g，薏苡仁 30g，桂枝 6g，败酱草 15g，枳实 10g，厚朴 10g，火麻仁 10g，延胡索 10g，生甘草 10g。

患者以腹痛、大便困难为主症，由于舌苔黄腻，考虑内有湿热，故去附子大热之品，改用桂枝温经通络，且桂枝、芍药调和营卫、和中健脾，芍药、甘草缓急止痛，枳实、厚朴、火麻仁行气通腑，元胡行气止痛。

2013年7月22日复诊：

服药2周后，腹痛减轻，大便困难好转，仍食欲较差，舌质红，苔薄腻，脉缓。上方去泽泻、延胡索，加生山药15g，鸡内金10g。加强健脾和胃功能。

2013年8月5日复诊：

患者诉仍有食欲差、乏力，仍偶有腹部隐痛，大便1～2天1次。腹胀、睡眠欠佳，舌质红，苔薄白，脉细。

治法：益气健脾、养血安神。

处方：六君子汤合当归芍药散加减。

生黄芪30g，党参10g，茯苓15g，焦白术10g，陈皮10g，苏梗10g，枳实10g，厚朴10g，生山药15g，鸡内金10g，当归10g，白芍15g，夜交藤30g，酸枣仁10g，甘草10g。

2013年9月2日复诊：

患者食欲好转、食量增加，乏力减轻，腹胀、少寐好转，曾出现两次腹痛、排便困难，舌质红，苔黄厚腻，脉弦细。

治法：健脾化湿、行气通腑、缓急止痛。

处方：三仁汤合当归芍药散加减。

生薏苡仁15g，白蔻仁10g，生山药15g，佩兰10g，滑石10g，苍术10g，厚朴10g，枳实10g，莱菔子10g，陈皮10g，当归10g，川芎10g，白芍15g，甘草10g。

2013 年 9 月 23 日复诊：

患者诉饮食、睡眠较好，无腹胀、腹痛，大便每日一次，舌质红，苔薄白，脉缓。

治法：益气养血、健脾利湿。

处方：当归芍药散合薏苡附子败酱散加减。

生黄芪 15g，当归 10g，白芍 15g，川芎 10g，茯苓 15g，白术 10g，泽泻 15g，佩兰 10g，厚朴 10g，薏苡仁 30g，桂枝 6g，败酱草 15g，蒲公英 15g，生甘草 10g。

2016 年 9 月 5 日复诊：

患者一般状况良好，无腹胀、腹痛，二便调，偶有小腹怕冷，舌质红，苔薄白，脉缓。

治法：益气健脾、利湿化浊、佐以散寒。

处方：四君子汤合薏苡附子败酱散加减。

生黄芪 15g，党参 10g，茯苓 15g，焦白术 10g，生薏苡仁 15g，桂枝 10g，乌药 10g，桃仁 10g，蒲公英 15g，当归 10g，川芎 10g，甘草 10g。

服药后患者小腹怕冷明显好转，宫颈癌放疗后很多患者伴有小腹冷痛不适，考虑与放疗引起局部血液循环障碍有关，故加用桂枝、乌药温经散寒。

其后患者约每月复诊一次，服药后大便正常，腹痛消失，未因肠梗阻再次住院，饮食、睡眠正常，患者多数情况下无症状，仍以当归芍药散合薏苡附子败酱散为主方，适当加健脾和胃、温经通络药物。随访 4年余，患者生活质量好，一直打工，肿瘤无复发转移。

本患者一直以当归芍药散合薏苡附子败酱散加减为主方，根据临床症状加减，如气虚明显加用六君子汤或四君子汤健脾益气，临床取得很好的疗效。

薏苡附子败酱散是治疗肠痈主方，《金匮要略》条文"肠痈之为病，其身甲错，腹皮急，按之濡，如肿状，腹无积聚，身无热，脉数，此为腹内有痈脓，薏苡附子败酱散主之"，方中重用薏苡仁利湿排脓，轻用附子扶助阳气，以散寒湿，佐以败酱草破瘀排脓，共奏利湿排脓，破血消肿之功。临床上妇科肿瘤晚期复发转移引起腹痛，或手术、放化疗后引起肠粘连或肠道损伤导致腹痛，病机与肠痈相似，应在此方的基础上以桂枝代替附子治疗腹痛，桂枝温经通阳，与白芍配伍调和营卫，与茯苓、白术、泽泻配伍可以温运脾阳、化湿利水，临床中当归芍药散与薏苡附子败酱散合用，对于妇科各种肿瘤术后、放化疗后引起的腹痛、盆腔积液、淋巴囊肿等均有良效，两方合用组成多个方剂，临床观察发现方中的中药配伍临床疗效较好。

第十章　麦门冬汤

一、《金匮要略》原文

大逆上气，咽喉不利，止逆下气，麦门冬汤主之。

麦门冬七升，半夏一升，人参二两，甘草二两，粳米三合，大枣十二枚。上六味，以水一斗二升，煮取六升，温服一升，日三夜一服。

二、妙用之思考

《伤寒论》《金匮要略》条文言简意赅，若单从字面上去考虑应用，则难以展开；而历代医家崇尚经方，在应用中积累了丰富的经验，这些经验概言之有二：一是对条文理论上的阐述和发挥。张路玉云："此肺中津液干枯，虚火上炎之候，凡肺病有胃气则生，无胃气则死。胃气者，肺之母气也，故与竹叶石膏汤中偏除方名二味，而加麦门冬数倍为君，人参粳米甘草以滋肺母，使水谷之精微皆得上注于肺，自然沃泽无虞，当知火逆上气，皆是胃中痰气不清，上溢肺隧，占据津液流行之道而然，是以倍用半夏，更加大枣通津涤饮为先，奥义全在乎此。若浊饮不除，津液不致，虽日用润肺生津之剂，焉能建止逆下气之绩哉。俗以半夏性燥不用，殊失仲景立方之旨。"笔者参考此论，曾治一咳喘 20 年且长期厌食患者，取得明显疗效。二是揭示经方组方用药的精妙，并运用于临床。这些对于经方的活用具有重要的参考价值。如魏念庭云:"火逆上气,挟热气冲也,咽喉不利,肺燥津干也,主之以麦门冬生津润燥,佐以半夏开其结聚,人参、甘草、粳米、大枣,概施补益于胃土;以资肺金之助,是为肺虚有热津短者立法也,亦所以预救乎肺虚而有热之痿也。"费晋卿云:"半夏之性,用入温燥药中则燥,用入清润药中则下气而化痰,胃气开通,逆火自降,与徒用清寒者真有霄壤之别。"临床应用上,病后劳复发热者,麦门冬汤主之。《玉函经》:伤寒差后病篇;治肺痿,咳唾,涎沫不止,咽燥而渴。《肘后备急方》:治肺胃气壅,风客传咽喉,妨闷。《圣济总录》:此方治大逆上气,咽喉不利,盖无论肺痿顿咳,劳咳,妊娠咳逆,有火逆上气之状者,用之大效。此方加石膏治小儿久咳及咳血有神验。又治大病后嫌饮药,咽中有喘气,如竹叶石膏汤之虚烦者,则皆咽喉不利之余旨矣《方函口诀》,这些均需仔细探求。如何探求呢?兹略述笔者之体会,并附治疗恶性肿瘤之相关病案以论之。

从方剂组成、药物配伍中探求:中医古方浩如烟海,其中名方累累,要探求,第一步就要选择,而选择的着眼点则是方剂的组成、药物配伍。《金匮要略》之麦门冬汤为肺胃阴亏、虚火上炎、气机逆上之证而设。麦门冬甘寒,滋养肺胃之阴而清虚火为君,半夏降逆化痰为臣,与麦门冬相配,其燥性减而降逆之性存,且又使麦门冬滋而不腻,佐以人参补益中气,与麦门冬配伍,补气生津,复加粳米、大枣、甘草,补脾益胃,健运中气,全方滋降相宜,主次有序。实为组方严谨、配伍巧妙之精方,因而引起笔者关注和兴趣,这也是探求该方古为今用的基础。

从古医家临床应用中的微细处探求:一个名方,必然受到历代医家的推崇和广泛地应用,分析这些应用,一者可强化对名方的认识,再者可捕捉应用中不落俗之微细点,受到启迪。如《方函口诀》说,麦门冬汤亦治："老人津液枯槁，食物难下咽似膈症者。"其微细处在于"津枯似膈症"，受其启发，笔者曾以麦门冬汤化裁治疗贲门癌术后厌食患者，取得较好疗效，并为之后的拓展应用积累了经验。

三、医案举例

【案 20】贲门癌术后厌食腹泻

任某，女，60 岁，住院号：141991。

初诊：1984 年 6 月 3 日。

主诉：厌食、腹泻月余。

现病史：患者贲门癌术后 7 周，食欲极差，进食则欲呕出，大便溏薄（日 3～4 次），请中医会诊。

证候：除上述症状外，伴下肢浮肿，乏力，心烦少寐，脉虚数，舌尖红苔薄白欠润。

辨证分析：胃阴不足，脾失健运。

处方：麦门冬汤加减。

麦冬 10g，清半夏 10g，沙参 10g，山药 10g，荷叶 10g，炒麦芽 10g，芦根 10g，薏苡仁 10g，甘草 6g。

1984 年 6 月 10 日复诊：

服药一周，食欲大增，呕吐几无，溏便已好转，舌正红苔薄白，脉仍虚数，上方稍事化裁巩固之。

该患者年愈花甲，加以贲门癌术后胃中津枯，故不食，食则欲呕吐；脾不健运，水湿停蓄故泄泻肢肿。以麦门冬汤养胃中津液而降逆气，以沙参易人参，山药易粳米，润胃益脾，加荷叶醒脾升清，芦根生津安胃、升清渗湿，薏苡仁健脾利湿、止泻消肿，三者健脾升清，渗湿而不燥，

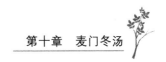

与麦门冬汤兵分二路，各施其长，故收效矣。

【案 21】乳癌术后 2 年、宫颈癌术后 8 个月、皮肌炎 5 个月，吞咽困难

弓某，女，57 岁，已婚，工人。（住院号 230215）

初诊：1992 年 1 月 11 日。

主诉：皮肤出现泛发性片状红斑伴瘙痒 5 个月，吞咽困难 5 天。

现病史：患者缘于 5 个月前出现皮肤泛发性片状红斑伴瘙痒，四肢无力，曾以氯雷他定片、赛庚啶治疗乏效，于 1991 年 11 月 23 日收入院。入院时面部及眼睑红肿，躯干四肢散在大小不等、形状不一的片状红斑，有细薄鳞屑及抓痕，经查谷丙转氨酶、尿肌酸、肌电图及病理检查，确诊为皮肌炎。即予激素、免疫抑制剂、抗菌素、转移因子、消炎痛等药物治疗，皮损有所减轻。1992 年 1 月 6 日患者开始出现吞咽困难且逐渐加重，不能进食，可饮水，经西药治疗症状不减，考虑为吞咽肌炎症，麻痹无力，认为状况不佳，家属惶恐，遂于 1 月 11 日请中医会诊。

既往史：患者于 2 年前因右乳癌行扩大根治术，术后化疗 2 个疗程，入院前 8 个月又因宫颈癌行子宫切除术。

证候：吞咽困难且无食欲，口干渴，躯干四肢散在片状红斑及米粒大小丘疹，身痒，乏力，不能下床活动且懒于转动体位，自觉有难以维持之感，脉滑，舌淡红嫩苔白。

辨证分析：血虚不足，经络失荣，胃阴虚损，气机失畅。

治法：养胃阴、开气机，养血疏络。

处方：麦门冬汤加味。

麦门冬 15g，清半夏 10g，沙参 15g，生山药 15g，鸡内金 10g，威灵仙 10g，当归 10g，蝉衣 10g，生甘草 10g，桔梗 10g。

嘱水煎煮沸 20 分钟，2 次煎后共得药汁 300mL 左右，分 3～4 次缓缓服之，每日 1 剂。

1992 年 1 月 17 日复诊：

服上方 6 剂后，食欲大开，咽下通顺，仍疲乏无力，不能下床活动，躯干四肢皮损未退，但瘙痒减轻，继服原方。

1992 年 1 月 30 日复诊：

原方继服 13 剂后，饮食如常，口渴亦减轻，且乏力明显减轻，可扶持下床活动，躯干四肢皮损大部分消退，仍有散在片状红斑及小丘疹，偶有轻微瘙痒。1992 年 2 月 10 日、26 日复诊，情况良好，饮食吞咽如常人，活动增加，惟皮损尚未完全消退，仍以原方巩固治疗。

该例可谓危重症，据证分析乃血虚不足，经络失荣，此为本也，而现吞咽困难，不能进食又为当务之急，乃胃阴虚损，气机失畅，当急开噎塞。方以麦门冬汤益胃阴而启纳谷（因无粳米，以山药代之，人参易为沙参）。喻嘉言指出：麦门冬汤治胃中津液干枯，虚火上炎，治本之良法也。

以麦门冬汤加当归、蝉衣养血疏络止痒，另值得论之的是，方加威灵仙以开噎塞，威灵仙辛咸性温，多用于祛风湿通经络，亦可消痰涎，散癖秽，《唐瑶经验方》曾以之治噎膈气，此功不可忽视。

该患者以威灵仙开噎塞而调气机，其疗效之好确属未料。再者，有言脾虚不运或气虚血弱、无风寒湿邪者忌服威灵仙，以本例观之，在辨证基础上加用威灵仙，似可不拘上说。再者，威灵仙与沙参、麦冬相合，温通与滋柔相合，各防其偏而相反相成。

《皇汉医学》载《芳翁笔谈》云："偏枯中风、言语蹇涩者，当与麦门冬加石膏汤。"其微细处则在于"偏枯中风"变通之，曾治脑梗塞舌痛患者。

【案 22】脑梗死舌痛

曹某，女，51 岁，工人。

初诊：1984 年 6 月 4 日。

主诉：舌痛一周。

现病史：患者一周以来，无明显诱因而现右半舌痛甚，妨碍饮食，经对症治疗乏效而就诊。

既往史：有"脑梗塞"病史。

证候：脉弦，舌苔白腐，右半舌苔薄黄。

治法：化湿清心。

处方：藿香、佩兰、砂仁、甘草、川连、生姜组方服之。

1984 年 6 月 21 日复诊：

服上方无效，遂处以麦门冬汤加减：麦冬、清半夏、沙参、山药各 10g，甘草、黄柏、砂仁、木通各 6g。另以青黛 15g，地骨皮 15g，藿香 10g，蒲黄 15g，煎汤嗽口。

1984 年 6 月 25 日复诊：

服药后诸症好转，继以原方 3 剂内服巩固之。

该患者有中风病史，其右半舌痛与语言塞涩之病机似有相似处，故处以麦门冬汤，方内加黄柏、砂仁乃取封髓丹降心火、益肾水之意，少加木通以宣通气血（李士材说："木通功用虽多，不出宣通气血四字。"），服之果效。说明该方在脑血管意外后遗症中的应用价值值得探讨。

从方剂的一方多功中探求：一个名方，通常是医家治疗某病、证时所拟定的，在《金匮要略》中仅言："大逆上气，咽喉不利，止逆下气者，麦门冬汤主之。"但由于名方选药精当、配伍巧妙，则可拓展用于多脏腑疾患病、证的调治，此时就不能囿于原方的原始应用了，麦门冬汤亦如此。笔者应用既可治胃、又可治肺、亦可肺胃共调。

【病案 23】食管癌术后频繁咳嗽

王某，男，53 岁，文艺工作者。

初诊：1984 年 6 月 22 日。

主诉：频繁咳嗽月余。

现病史：患者因食管癌住院手术，术后一般情况尚好。近月来咳嗽不已，每于夜间为甚，咳痰不多，伴咽干，时有泛酸，服止咳西药乏效。

证候：脉弦虚，舌红少苔。

辨证分析：肺燥津伤，虚火灼金。

处方：麦门冬汤加减。

麦冬 10g，清半夏 12g，沙参 10g，山药 10g，浙贝母 10g，陈皮 10g，紫菀 12g。

上方服 10 剂。

1984 年 7 月 6 日复诊：

咳嗽基本好转，泛酸亦大减，改方调理脾胃。

魏念庭言麦门冬汤："是为肺虚有热津短者立法也。"该例以此方养肺胃之阴而清虚热，加陈皮、浙贝母、紫菀理肺气而止嗽，从而获效。

【案 24】咳喘 20 年长期厌食

葛某，女，74 岁，住院号：142383。

初诊：1984 年 5 月 3 日。

主诉：咳喘 20 年，加重 1 月伴食欲不振。

现病史：患者以咳喘 20 年加重 1 月住内科治疗，诊为慢性气管炎急性发作、右肺炎症、阻塞性肺气肿、肺性脑病、呼吸衰竭。经救治，病情减轻，惟厌食，极度衰竭，遂请中医会诊。

既往史：慢性气管炎史20余年。

证候：面色晦滞，神疲肉削，饥而不欲食，口干苦，大便不畅，咳喘时作，脉细无力，舌淡红，白腐苔，舌中部苔薄黄。

辨证分析：大病后气阴两伤，胃气未复。

治法：益胃以助受纳。

处方：麦门冬汤加减。

麦冬10g，党参10g，石斛10g，清半夏6g，荷叶8g，大枣10枚，甘草10g，煎后少量频服。

1984年5月3日复诊：

服药1周后食欲大增，且食后无任何不适，脉细，黄薄苔退，舌红少苔，继以原方调理。

《皇汉医学》载《松原家藏方》指出："麦门冬汤治虚劳咳逆，手足烦热，羸瘦骨立者。"该患者年事已高，极度衰竭，肺胃两虚，故以麦门冬汤补之，加石斛清养肺胃、荷叶醒脾清痰，少量频服，意在轻取获效。诚如《高注金匮要略》麦门冬汤条下所言："此条为肺胃之气阴两虚，两虚者宜两补之，故以全汤先补胃液，而次补肺液也。"

以中医经典理论为基础探求：探古方精奥，古方今用，关键是要有中医理论指导，舍此则成为"盲探"，其结果是"妄求"，难于探得真谛、求得真知。笔者以麦门冬汤为基础化裁为戊己饮1号方（以沙参易党参，据证亦可沙参、党参并用，以山药、鸡内金易粳米），用于食管癌、贲门癌、胃癌术后厌食的治疗取得明显疗效，即为在中医理论指导下对麦门冬汤化裁应用的一种探求。

【案 25】食管癌术后顽固厌食

邓某，女，52 岁，石家庄市某蔬菜商场工人。

因食管癌于 1988 年 6 月中旬在石家庄市某医院行手术治疗，术后月余不欲进食，勉强进食则脘腹胀满，靠间断补液治之，而请中医治疗，诊见厌食伴口干乏力，下肢浮肿，脉弦，舌淡红苔白，以戊己饮 1 号方治之，服药 3 剂已思饮食，不再补液，服至 7 剂食量几乎如术前，服药 10 剂食量大增，每日主食 250 ～ 300g，牛奶 200mL 左右，鸡蛋 1 ～ 2 个，蔬菜（肉炒菜）超过 250g，新鲜水果 2 ～ 3 个，体力大增，口干，下肢浮肿好转，愈后情况良好。

上述应用足证经方之运用，贵在灵活变通。

对该条文是"大逆上气"还是"火逆上气"，医家有不同的解释和认识。笔者以为"大逆上气"也好，"火逆上气"也好，落脚点是一个"逆"字，"大"逆含病"势"，"火"逆含病"机"。从临床角度和麦门冬汤的应用看，言"大逆"可，言"火逆"亦无不可，未必非要去考证谁是谁非，且非要在"大逆"与"火逆"间取其一，有可能影响方剂的灵活应用。

再者，从临床应用看，脉象多以细、虚，或细数、虚数，或弦，舌象多以舌红欠润苔白，或薄黄为参考。

第十一章　酸枣仁汤及甘麦大枣汤

一、《金匮要略》原文

虚劳、虚烦不得眠，酸枣仁汤主之。

酸枣仁二升，甘草一两，知母二两，茯苓二两，芎䓖二两。（《深师方》有生姜二两）。右五味，以水八升，煮酸枣仁，得六升，内诸药，煮取三升，分温三服。

妇人脏躁，喜悲伤欲哭，象如神灵所作，数欠伸，甘麦大枣汤主之。

甘草三两，小麦一升，大枣十枚。右三味，以水六升，煮取三升，温分三服。亦补脾气。

二、妙用之思考

该二方在仲景著作中所述症状很简单，用药亦平平。但若视二方平淡无奇，不能治大病，则小视其功矣。笔者在恶性肿瘤治疗过程中，据证选用该二方，颇觉其大有用武之地，使小方显奇效，全在于善思之。

恶性肿瘤病人，失眠心烦者较多见，其原因也比较复杂，而以心肝失养，气郁不舒者居多，调肝、养心、宁神均利于恶性肿瘤的治疗。笔者据证常喜用酸枣仁汤及甘麦大枣汤化裁治之。酸枣仁汤调心肝而理血安神，但笔者尚考虑二点：

1.该方在《金匮要略》中，用于"虚劳"之虚烦不得眠，叶氏医统曰："虚烦者……良由津液去多，五内枯燥，或荣血不足……"尾台氏用该方治疗"诸病久久不愈，尫羸困惫……怔忡不寐"。虚劳也好，五内枯燥也好，尫羸困惫也好，均为癌症病人所常有之。该方尚有除痰之功。尤在泾曾释该方云："酸枣仁补肝敛气，宜以为君，而魂既不归，容必有浊痰燥火乘间而袭其舍者，烦之所由作也，故以知母甘草清热滋燥，茯苓川芎行气除痰……"而恶性肿瘤的施治，除痰是不易之大法，故选用之。

2.笔者对癌症病人据证用酸枣仁汤时常配以柏子仁或合欢皮（或二者兼用之）。所以用柏子仁，一者助酸枣仁养心安神，再者因酸枣仁味酸，一些癌症病人用之有言胃脘不舒者（对此常嘱病人饭后服药），而柏子仁清香益脾胃，《本草纲目》言："柏子仁性平而不寒不燥，味甘而补，辛而能润，其气清香，能透心肾，益脾胃，盖上品药也，宜乎滋养之剂用之。"《本草备要》称："柏子仁润药而香能舒脾。"癌症病人用药时，药物配伍应尽量达到互相助"长"抑"短"，此必须细心揣摩者也。

方合合欢皮则解郁理气而宁神，且兼具续筋骨之功。

甘麦大枣汤为《金匮要略》治脏躁之方，笔者治疗癌症常喜用之（以浮小麦代小麦，有时以山药、鸡内金易大枣），其因有三：①癌证病人常因心神不宁、肝气抑郁而致心烦少寐，尤在泾言此："实为虚病。"而癌症病人多虚。《医宗金鉴》释脏躁云："脏，心脏，静也则神藏。若为七情所伤，则心不得静，而神躁扰不宁也。"该方缓肝之急而养心宁神，故用之。②该方具有食疗之特色，唐容川曾言："三药平和，养胃生津化血。"甘麦大枣汤煎服法后有"亦补脾气"之语，故可常服之。浮小麦甘咸寒，有益气除热之功效，古方治"自汗盗汗""骨蒸虚热""妇人劳热"者用之，而"骨蒸""劳热"与癌症具"消耗性"之特点相符，故选用之。癌症治疗中，一些看似平常之物，细细揣摩，用之则有益，如米秕（精米上细糠）：本草著作谈其甘平，通肠开胃，下气磨积块，充滑肌肤，可以颐养，舂杵头细糠，古方用治卒噎（刮取含之，亦可煎汤呷之），《圣惠方》治膈气，咽喉噎塞，饮食不下；《圣济总录》用治咽喉妨碍如有物，吞吐不下，以之与人参、炒石莲肉水煎。上述功效，可使其应用于食管、贲门、胃癌的治疗中。③甘草、浮小麦、山药、鸡内金相合，又可益脾胃而助中气，合以大枣则补脾和胃，益气生津，调营卫（《伤寒论》《金匮要略》用大枣者有 58 方，多以调和营卫为主，足见其应用之广），以益后天之本。另：该方仲景云妇人脏躁，但不限于妇人应用。方舆輗有言：不拘男女老少，凡妄悲伤啼哭者，一切用之有效。

三、医案举例

【案 26】非霍奇金淋巴瘤

东某，女，62 岁，河北省某机关干部。

初诊：2007 年 12 月 16 日。

主诉：恶心不欲食，舌痛，少寐。

现病史：2007 年 10 月 23 日在某部队医院体检，CT 报告：考虑肝脏多发转移瘤，最大者 7.0 cm×4.0cm，继之又在河北省某医院做 PET 检查，提示右甲状腺结节，行手术，术后甲状腺功能检查无异常，病理示：弥漫性大 B 细胞性淋巴瘤，赴北京某医院进一步检查，2007 年 11 月 27 日 CT 示：肝内多发肿瘤，最大者 11.0cm×7.0cm，确诊为非霍奇金淋巴瘤Ⅳ期。确诊后，即行化疗，以中药对抗其胃肠道反应及骨髓抑制。化疗 8 个疗程后开始发烧，于 2008 年 2 月 14 日住河北省某医院，经西药治疗月余发烧无好转，出现呼吸功能衰竭，心、肾功能衰竭，进行抢救，上呼吸机维持，下病危通知。2008年3月4日以中药治疗，三日后体温渐降，接近正常，6日后发烧好转，继服中药6日撤掉呼吸机，出院，以中医药治疗。2008年4月底复查CT：肝脏病变缩小为2.2cm×1.2cm。继续中药治疗。2008年9月16日，复查CT示：双肺多发小结节，少许条索影，左下腹、前腹壁小结节，右枕叶低密度，左顶叶可疑低密度。MRI示：左侧小脑半球异常信号，脑白质变性，脑萎缩。化验检查：血尿酸568mmol/L。2008年10月8日复查CT：肝内低密度占位，右肺下叶炎性可能性大，双肺未见结节。2009年2月1日至11日又进行了一次化疗。现为第三疗程化疗后，查血常规：白细胞计数 $3.8×10^9$/L。

既往史：既往体健，患病前无明显症状。

证候：神疲乏力，恶心纳差，舌痛少寐，舌红苔白，脉滑。

辨证分析：胃阴不足，和降失司，内热扰心。

治法：益胃降逆，清心安神，解郁化痰。

处方：麦门冬汤合甘麦大枣汤化裁。

清半夏10g，麦冬15g，沙参10g，山药30g，鸡内金10g，生甘草10g，合欢皮10g，柏子仁10g，浮小麦30g，浙贝母10g，杏仁10g，薏苡仁15g，茵陈10g，全蝎6g。

水煎服，每日1剂，分2次服，每周服6剂。

2008年1月8日复诊：

恶心纳差明显减轻，其间又进行了第四疗程化疗，查白细胞计数正常（ $6.8×10^9$/L），现计划进行第五疗程化疗。

证候：失眠，手指麻木，口干渴，脉滑，舌正红苔白

辨证分析：前法益胃降逆已见功效，少寐指麻乃心神失养、经脉失

荣之征，伴口干渴已现阴伤内热之兆。

治法：仍拟前法合养心肝而宁神，益阴而清心。

处方：前法合酸枣仁汤化裁。

炒酸枣仁 10g，柏子仁 10g，知母 10g，川芎 8g，生甘草 10g，茯苓 15g，山药 20g，鸡内金 10g，浮小麦 30g，清半夏 10g，麦冬 15g，全蝎 6g，地龙 10g，丹参 10g，鸡血藤 15g。

水煎服，每日 1 剂，分 2 次服，每周服 6 剂。

以上法治之，诸症减轻而继续化疗。

【案 27】肺癌骨转移

李某，女，47 岁，河北省某单位干部。

初诊：2011 年 2 月 28 日

主诉：胸痛、腰酸痛、气短、失眠 4 个月，加重 1 月余。

现病史：患者因右肺中叶黏液腺癌，骨扫描印象：肺癌骨转移，于 2010 年 10 月行肺部手术。初诊后以阳和汤加减治之。

2011 年 4 月 27 日复诊：

胸、腰、手足肿胀、膝痛均减轻，惟苦于失眠心烦。

证候：少寐心烦，口干渴，时有心悸，脉弦，舌红苔白。

辨证分析：以化痰通经，益肝肾强筋骨施治，肝肾得助，筋骨得荣，故胸、腰、膝痛减轻，当下所苦者，为失眠之困扰，而兼心烦、心悸，乃心肝失养、心神失宁之证。

治法：养心柔肝、疏郁宁神。

处方：酸枣仁汤合甘麦大枣汤化裁。

炒枣仁 15g，知母 10g，茯苓 30g，川芎 10g，炙甘草 10g，柏子仁 10g，浮小麦 30g，合欢皮 10g，全蝎 6g，琥珀 1g（冲服），大枣七枚

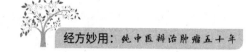
（擘，自备）。

水煎服，每日 1 剂，分 2 次服，每周服 6 剂。

本次处方看似治"标"（失眠），实亦利于治本（恶性肿瘤）。

2011 年 5 月 6 日复诊：

失眠好转，膝关节痛未作，口干渴减轻。

恶性肿瘤病程中据证选用酸枣仁汤，其重要病机为肝伤、精绝、虚劳。罗东逸论酸枣仁汤时提到："经曰：'肝藏魂。''人卧则血归于肝。''肝者，罢极之本。''阳气者，烦劳则张，精绝。'故罢极必伤肝，烦劳则精绝，肝伤、精绝则虚劳虚烦不得卧明矣。枣仁酸平，应少阳木化，而治肝极者，宜收宜补，用枣仁至二升，以生心血、养肝血，所谓以酸收之，以酸补之是也。顾肝郁欲散，散以川芎之辛散，使辅枣仁通肝调营，所谓以辛补之。肝急欲缓，以甘草之甘缓，防川芎之疏肝泄气，所谓以土葆之。然终恐劳极，则火发于肾，上行至肺，则卫不合而仍不得眠，故以知母崇水，茯苓通阴，将水壮、金清而魂自宁，斯神凝、魂藏而魄且静矣。此治虚劳肝极之神方也。"

该方在一些常见病证中据证应用，亦效果斐然。

注：该患者其后据证以中药治疗，至 2012 年 2 月 15 日复查全身骨扫描未见异常，2013 年 2 月 22 日、2014 年 4 月 9 日、2015 年 4 月 29 日系统检查（肺部 CT、全身骨扫描、肿瘤标记物）均未见异常。

第十二章　肾气丸

一、《金匮要略》原文

男子消渴，小便反多，以饮一斗，小便一斗，肾气丸主之。

虚劳腰痛，少腹拘急，小便不利者，八味肾气丸主之。

干地黄八两，山茱萸、山药各四两，泽泻、茯苓、牡丹皮各三两，桂枝、附子（炮）各一两，上八味末之，炼蜜和丸梧桐子大，酒下十五丸，加至二十丸，日再服。

另"中风历节病脉证并治"附方有崔氏八味丸，治脚气上入少腹不仁。辑义云："外台脚气不随门，载崔氏此方凡五条，第四条云，若脚气上入少腹，少腹不仁，即服张仲景八味丸。旧唐书经籍志：崔氏纂要方十卷，崔知悌撰（新唐艺文志，崔行功撰），所谓崔氏其人也，不知者或以为仲景收崔氏之方，故详及之。"

二、妙用之思考

本方载于"血痹虚劳病"篇，其虚可知，何者之虚？气虚也；何气之虚？肾气虚也。

肾气虚则水不化津而致消渴，尤在泾云："盖水液属阴，非气不至，气虽属阳，中实含水，水之与气，未尝相离也，肾气丸中有桂附，所以斡旋肾中颓堕之气，而使上行心肺之分，故名曰肾气；不然，则滋阴润燥之品，同于饮水无济，但益下趋之势而已。驯至阳气全消，有降无升，饮一溲二而死不治。夫岂知饮入于胃，非得肾中真阳，焉能游溢精气而上输脾肺耶。"张聿青医案有："王右，消渴虽减于前，而肌肉仍然消瘦，舌干少津，溲多浑浊，脉象沉细，水亏之极，损及命火，以致不能蒸化津液上升，汤药气浮，难及病所，宜以丸药入下，桂附八味丸每服三钱，淡盐汤送下，上下午各一服。"今人治消渴多云"阴虚为本，燥热为标"，率以滋阴降火治之，则失之偏颇。

肾气虚不能化气行水则水停而为肿，水气凌心而为悸，笔者对年老下肢浮肿，西医所云特发性水肿者，诊其脉无实热之象，以肾气丸加冬瓜皮 30g 服之，则多能获效。

肾以气为主，肾得气而土自生，故脾胃因虚寒而致病者，则温肾而病痊。即如《名医方论》柯韵伯所云："命门之火，乃水中之阳。夫水体本静，而川流不息者，气之动，火之用也，非指有形者言也。然火少则生气，火壮则食气，故火不可亢，亦不可衰。所云火生土者，即肾家之少火，游行其间，以息相吹耳。若命门火衰，少火几于熄矣，欲暖脾胃之阳，必先温命门之火，此肾气丸纳桂附于滋阴剂中，是藏心于渊，美厥灵根也。命门有火则肾有生气矣，故不曰温肾，而名肾气，斯知肾以气为主，肾得气而土自生也。且形不足者，温之以气，则脾胃因虚寒而致病者固痊；即虚火不归其部，而失血亡阳者，亦纳气而归封蛰之本矣。"

肾阳虚者，可致阳虚之真寒假热证，辨识不准则难于获效，辨识准确则效如桴鼓，此尤当细心体验者。

【案 28】顽固性长期高热

和某，男，62 岁，河北省石家庄市某单位退休干部。

初诊：2013 年 6 月 24 日。

主诉：发热半年余。

现病史：患者半年前无明显诱因出现发热、寒战（体温最高达39℃），以午后及凌晨为著，伴尿频、尿急，社区门诊给予抗生素（具体药物及剂量不详）治疗 3 天，症状无缓解。就诊于河北省某医院泌尿外科，查尿常规：潜血（+），蛋白（+），胆红素（+）。血常规：白细胞计数：$10.12×10^9$/L。给予环丙沙星静脉点滴 3 天，后复查尿培养未见细菌及真菌生长，但发热无明显缓解，更换抗生素哌拉西林钠舒巴坦钠静脉点滴 23 天，仍持续发热，于 2013 年 2 月 17 日住河北省某医院肾内科治疗（住院号：675130），查血沉 77.00mm/h，骨穿示脾功能亢进，尿常规结果未见异常。因长时间应用抗生素治疗无效，综合考虑为非感染性发热可能性大，故暂停抗生素治疗，院内观察 1 月余未能明确发热原因，对症治疗后出院。

出院后患者仍发热，体温在 38℃左右，以午后及凌晨明显，间断服用萘普生，发热进行性加重，体温高达 39～40℃，伴乏力、行走困难，2013 年 5 月 10 日突发晕厥入住某医院血液内科，查 PET-CT 提示：①左腹股沟区多发小淋巴结伴异常高代谢，延迟显像最大 SUV 值未见明显变化，考虑良性病变可能性大；②脾大。遂行左腹股沟区淋巴结针吸活检，病理诊断示：少许淋巴组织增生。骨穿考虑混合性贫血伴感染，不除外骨髓增生性疾病。眼眶 + 颈胸腹 CT 示：右上颌窦内侧壁结节影，考虑上颌窦囊肿；左肺下叶慢性炎症；两侧胸膜局限性增厚，伴积液；腹主动脉旁多发小结节。入院后患者间断发热，偶有咳嗽、咳痰、痰中带血，结合血气分析及影像学表现，考虑肺部感染及Ⅰ型呼吸衰竭，予对症支持治疗，疗效不明显，又考虑免疫风湿性疾病可能性大，建议转上一级医院继续诊治。出院诊断为：①发热原因待查，免疫风湿性疾病可能性大；②肺炎合并Ⅰ型呼吸衰竭，心功能不全；③混合性贫血、骨髓增生性疾病？出院后转北京某医院继续诊治，仍未明确发热病因。

住院期间中医会诊曾先后应用清热利湿法、养阴清热法等，均未见明显成效。

证候：面色青黄，身疲乏力（坐轮椅来诊），发热以日晡为甚，体温波动在38～39.5℃，至后半夜热渐退，伴心悸、气短、纳差、小便频数。脉细数沉取无力，舌淡红苔薄黄。

辨证分析：气虚发热。

治法：甘温除热。

处方：补中益气汤加味。

黄芪15g，炒白术10g，陈皮10g，升麻10g，柴胡10g，党参15g，当归10g，桂枝15g，白芍10g，炙甘草6g。

水煎服，每日1剂，分3次服。

患者长期发热，已应用大量解热镇痛药，阴阳俱不足，故在补中益气汤基础上加用桂枝、炙甘草辛甘化阳，白芍、炙甘草酸甘化阴，阴阳并补。

2013年6月27日复诊：

服药后证候无变化，脉舌同初诊。应用补中益气汤加味无效，脉细数，沉取无力，遂加大黄芪用量。并思仲景云："少阴病，始得之，反发热，脉沉者，麻黄附子细辛汤主之。"故予上方加炙麻黄5g，炮附子6g，细辛3g，黄芪改为40g。

水煎服，每日 1 剂，分 3 次服，共 7 剂。

2013 年 7 月 4 日复诊：

证候：服药后发热仍无变化，夜间小便 7 ～ 8 次，几不能安眠，脉仍细数沉取无力，舌淡红苔薄白。

辨证分析：肾阳不足，气虚发热。

治法：温阳除热。

处方：补中益气汤去升麻、柴胡合肾气丸化裁。

黄芪 15g，炒白术 10g，陈皮 10g，当归 10g，党参 15g，熟地黄 10g，炮附子 6g，炙甘草 6g，山茱萸 6g，山药 30g，茯苓 30g，牡丹皮 10g，泽泻 10g，肉桂 10g。

水煎服，每日 1 剂，分 3 次服，共 7 剂。

应用甘温除热主方补中益气汤加味已 14 剂未效，考虑患者夜间小便 7 ～ 8 次，为肾阳不足之证，故加用肾气丸温补真阳，引火归原，并用补中益气汤去柴胡、升麻防其升散。

2013 年 7 月 9 日复诊：

证候：服药后体温逐渐下降，3 剂后热退。脉沉细无力，舌淡红苔薄白。

辨证分析：中气虚弱。

治法：补中益气。

处方：补中益气汤。

黄芪 15g，炒白术 10g，陈皮 10g，升麻 10g，柴胡 10g，党参 15g，当归 10g，炙甘草 6g。

水煎服，每日 1 剂，分 2 次服。

应用补中益气汤合肾气丸后患者热退，自以为乃甘温除热之作用，

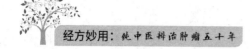

故用补中益气汤补气健脾以复其元。

2013 年 7 月 15 日复诊：

证候：服药后 3 天体温又逐渐上升，达 38℃，夜尿 6 ～ 7 次，脉沉细无力，舌淡红苔薄白。

辨证分析：阴盛格阳。

治法：引火归原。

处方：肾气丸化裁。

熟地黄 10g，山茱萸 6g，山药 30g，茯苓 30g，牡丹皮 10g，泽泻 10g，肉桂 10g，炮附子 10g。

水煎服，每日 1 剂，分 3 次服。

应用补中益气汤 3 天后体温又逐渐上升，始知此热退乃肾气丸之功，本案患者应辨为阴盛格阳，故以肾气丸引火归原以治之。

2013 年 7 月 19 日复诊：

服药 2 天后体温降至正常，夜尿 3 ～ 4 次，初诊之症状均减轻，脉沉细无力，舌淡红苔薄白。以上方加味服用 30 剂，精神好转，体力渐增，已能离开轮椅，独自步行上 3 层楼，发热未作。2013 年 12 月初随访，情况良好，病未再发。

（霍炳杰经治。霍炳杰，河北医科大学第四医院中医科副主任医师，为笔者毕业留院硕士生，医学博士，硕士生导师）

该例患者病情有两点是显而易见的：①病情重，一定程度上讲，属"疑难病证"，表现在发热半年余，多次住院，辗转多科、多家医院，多方治疗，热无好转，且从西医学讲始终未能十分明确诊断；②病情复杂，不仅长期顽固发热，且西医的某些检查又有些阳性发现，如先后有尿常规、血沉的异常，脾大，骨穿示脾功能亢进，并考虑混合性贫血，不除外骨髓增生性疾病，PET-CT 示左腹股沟区多发小淋巴结伴异常高代谢，左肺下叶慢性炎症伴积液，腹主动脉旁多发小结节等，而对症治疗发热无好转，因此复杂的病情之中始终未理出明确的头绪。

另有一点也是显而易见的，即：以甘温除热法，补中益气汤治之无效，而从阳虚论治，以八味丸引火归原则收捷效。治疗中先以补中益气汤化裁无效，继之合肾气丸则热退三日，舍肾气丸而复予补中益气汤则发热又作，再单以肾气丸治之而痊愈，可见从阳虚论治收功是无疑的。

该例值得思考分析之处在于：

1. 气虚证、阳虚证的辨别当从细微处着眼，因二者之间有一定的关联，某些症状也有相似之处，故辨识亦非简单之事，该病例的施治过程即证明了此点。

2. 气虚发热，治当用甘温除热法，常以补中益气汤为主方。李东垣曰："苟饮食失节，寒温不适，则脾胃乃伤；喜、怒、忧、恐，劳役过度，而损耗元气。既脾胃气衰，元气不足，而心火独盛。心火者，阴火也，起于下焦，其系系于心，心不主令，相火代之。相火，下焦胞络之火，元气之贼也。火与元气不两立，一胜则一负。脾胃气虚，则下流于肾，阴火得以乘其土位。故脾胃之证，始得之则气高而喘，身热而烦，其脉洪大而头痛，或渴不止，皮肤不任风寒而生寒热。盖阴火上冲，则气高喘而烦热，为头痛，为渴，而脉洪大；脾胃之气下流，使谷气不得升浮，是生长之令不行，则无阳以护其荣卫，不任风寒，乃生寒热，皆脾胃之气不足所致也。然而与外感风寒所得之证颇同而理异。内伤脾胃，乃伤其气；外感风寒，乃伤其形。伤外为有余，有余者泻之，伤其内为不足，不足者补之。汗之、下之、吐之、克之，皆泻也；温之、和之、调之、养之，皆补也。内伤不足之病，苟误认作外感有余之病，而反泻之，则虚其虚也。《难经》云：实实虚虚，损不足而益有余，如此死者，医杀之耳！然则奈何？曰：惟当以辛甘温之剂，补其中，升其阳，甘寒以泻其火则愈。《内经》曰：'劳者温之……损者益之。'盖温能除大热，大忌苦寒之药泻胃土耳！今立补中益气汤。"（《内外伤辨惑论》）该方治疗的重心在脾胃，用药的重点在于益"气"，因脾胃之气下流，故益气之中而兼升举。

阳虚发热，当引火归原，常用八味丸为主方，该方的治疗重心在肝肾，用药的重点是填精（所谓善补阳者，阴中求阳），阳虚而龙雷之火上浮，则益阳之中兼以引、降。

补中益气汤与八味丸，前者重心在脾胃，后者在肝肾；前者重点益气，后者填精；前者兼升举，后者兼引降。作用有异，其治疗之效应自然就不同了，二方虽均可治疗内伤发热，但应用失准，则难于收功，该例的施治过程同样也证明了此点。

3. 甘温除热对于中医临床工作者来说并不陌生，而对阳虚发热之真寒假热证，认知警觉则稍逊之。其实，中医文献中真寒假热证的理论论述及临床医案并不少，值得重视。如理论方面，仅以《景岳全书》而言，就颇多论及。该书"论诸热证治"中言："凡热病之作，亦自有内外之辨。如感风寒而传化为热，或因时气而火盛为热，此皆外来之热，即伤寒、瘟疫、时毒、痎疟之属也。至若内生之热，则有因饮食而致者，有因劳倦而致者，有因酒色而致者，有因七情而致者，有因药饵而致者，有因过暖而致者，有因阴虚而致者，有偶感而致者，有累积而致者。虽其所因不同，而病候无过表里。故在外者但当察经络之深浅，在内者但当察脏腑之阴阳。"《论虚火》言："凡虚火证，即假热证也……如虚火之病源有二，虚火之外证有四，何也？盖一曰阴虚者能发热，此以真阴亏损，水不制火也；二曰阳虚者亦能发热，此以元阳败竭，火不归源也，此病源之二也。至若外证之四，则一曰阳戴于上而见于头面咽喉之间者，此其上虽热而下则寒，所谓无根之火也；二曰阳浮于外而发于皮肤肌肉之间者，此其外虽热而内则寒，所谓格阳之火也；三曰阳陷于下而见于便溺二阴之间者，此其下虽热而中则寒，所谓失位之火也；四曰阳亢乘阴而见于精血髓液之间者，此其金水败而铅汞干，所谓阴虚之火也，此外证之四也。然证虽有四，而本惟二，或在阴虚，或在阳虚，而尽之矣。第阴虚之火唯一，曰金水败者，是也。阳虚之火有三，曰上中下者是也。凡治此者，若以阴虚火盛，则治当壮水。壮水之法，只宜甘凉，不宜辛热。若以阳虚发热，则治宜益火。益火之法，只宜温热，大忌清凉。第温热之效速，每于一二剂间，便可奏功。甘凉之力缓，非多服不能见效也。然清凉之药，终不宜多，多则必损脾胃。如不得已，则易以甘平，其庶几耳。倘甘平未效，则惟有甘温一法，斯堪实济，尚可望其成功。否则，生气之机，终非清凉所能致也。此义最微，不可不察。"《论治火》指出："虚火之与假热，其气皆虚……如寒极生热，而火不归原，即阴盛隔阳，假热证也。治宜温补血气，其热自退。宜理阴煎、右归饮、理中汤、大补元煎、六味回阳饮之类主之。此所谓益火之源也，又曰温能除大热也。凡假热之证，以肾阴大虚，则阳无所附而浮散于外，故反多外热，此内真寒外假热也。若非峻补真阴，何以复其元气，元气不复，则必由散而尽矣。但外热既甚，多见口疮舌裂，喉干咽痛，烦渴喜冷等证，而辛热温补之剂，难以入口，故薛立斋治韩州同之劳热，以加减八味丸料一斤，内肉桂一两，煎五六碗，用水浸冰冷与服，此法最善。余因效之，尝以崔氏八味丸料，或右归饮，用治阴虚假热、伤寒及劳热烦渴等证，服后顿退而虚寒悉见，乃进温补，无不愈者。此真神妙法也。"并云："故不得谓热者必无虚，虚者必无热。但微虚者宜从微补，微热者宜从微清。若热倍于虚，而清之不及，渐增无害也。若虚倍于热而清之太过，则伐及元阳矣。凡治火者，不可不知此义。"该论并引启玄子之言，比喻曰："病之微小者，犹人火也，遇草而焫，遇木而燔，可以湿伏，可以水折，故逆其性气可以折之攻之。病之大甚者，犹龙火也，得湿而焰，得水而燔，不知其性，以水湿折之，适足以光焰诣天，物穷方不；识其性者，反常之理，以火逐之，则燔灼自消，焰火扑灭矣。"景岳之论，不谓不详。

临床方面，治疗真寒假热证之医案亦不罕见，以笔者所见举例，如《寓意草》载："徐国祯伤寒六七日，身热目赤，索水到前，复置不饮，异常大躁，将门牖洞启，身卧地上，展转不快，更求入井。一医急以承气与服，余证其脉洪大无伦，重按无力。谓曰：'此用人参、附子、干姜之证，奈何认为下证也？'医曰：'身热目赤，有余之邪，躁急若此，再以人参、附子、干姜服之，逾垣上屋矣。'余曰：'阳欲暴脱，外显假热，内有真寒。以姜附投之，尚恐不胜回阳之任，况敢纯阴之药，重劫其阳乎？观其得水不欲咽，情已大露，岂水尚不欲咽，而反可咽大黄芒硝乎？天气燠蒸，必有大雨，此证顷刻一身大汗，不可救矣。且既认大热为阳证，则下之必成结胸，更可虑也。惟用姜附，所谓补中有发，并可以散邪退热，一举两得，至稳至当之法，何可致疑？吾在此久坐，如有差误，吾任其咎。'于是以附子、干姜各五钱，人参三钱，甘草二钱，煎成冷服。服后寒战，戛齿有声，以重绵和头覆之，缩手不肯与诊，阳微之状始着，再与前药一剂，微汗热退而安。"

该案值得临床注意的有以下几点：

1.八纲辨证是中医基本的辨证方法，其中寒热、虚实皆有真伪，临床辨证万万不可草率。"大实有羸状，至虚有盛候"，寒极似热，热极似寒，若惑于表象，不求本质，则生死在反手之间。当症状真伪难辨时，脉诊往往反映本质，该例症状一派热极之象，然脉洪大无伦，重按无力，故为真寒，所以医者不可不深究脉诊。

2.阳欲暴脱之时，若大汗则为亡阳之候，实属危象，然阳回亦可有微汗，为营卫和谐、阴阳调和之象，则又为佳兆，故此间之汗，又不可不细审。

3.病人一派热极表象，服回阳之剂后，"寒战戛齿有声，以重绵和头复之，缩手不肯与诊"又显极寒之征，前者为阳越，后者乃阳微，故伪象往往出现在病情复杂，病况较重时，临床不可不十分留意，且阳越、阳微之辨尤需细心。

《名医类案》载："玉田隐者，治一人，得热病，虽祈寒亦以水精浸水，轮取握手中，众以为热，曰'此寒极似热，非真热也'。治以附子愈。"二例之疗效，亦诚如张景岳所言："温热之效速，每于一二剂间便可奏功。"但真假之辨识则需较深的临床功底。

真寒假热，临床多见身热，但喜衣被，口渴而不多饮，手足躁扰，但神志安静，苔黑但滑润，脉大而无力等。多见于素禀虚寒，复感外邪或劳倦、内伤而致虚阳外露，里寒格阳于外。此隐者独具慧眼，抓住虽祈寒但水精浸水，轮取握手中这一辨证要点，大胆治以附子，助阳祛寒，使寒祛而虚阳内潜则病愈（参考刘亚娴等编著《怪病妙治选析》中医古籍出版社1989年6月第1版）。前人之经验常对后学有极大启示，切莫等闲视之。

从和某的证候表现看，气虚证不明显，而"面色青""小便频数"则现肾阳不足之端倪，对真寒假热证的辨识，古人十分重视脉的表现。如张景岳指出："凡假热之脉，必沉细迟弱，或虽浮大紧数而无力无神，此乃热在皮肤，寒在脏腑，所谓恶热非热，实阴证也。凡见此内颓内困等证，而但知攻邪，则无有不死。急当以四逆、八味、理阴煎、回阳饮之类，倍加附子填补真阳，以引火归源，但使元气渐复，则热必退藏，而病自愈。所谓火就燥者，即此义也。故凡见身热脉数，按之不鼓击者，此皆阴盛格阳，即非热也。"《寓意草》之医案亦以"脉洪大无伦，重按无力"为辨识之要点，而本病例脉细数沉取无力，亦与古医案之论述暗合。对于这些，惜初诊时未能察觉，可见寒热真假之辨识并非易事。

4. 在引火归原法中，填精益肾药的应用，所谓"阴中求阳"值得回味。如八味地黄丸中的熟地黄、山茱萸单用之亦有益元气、退热之功。以熟地黄而言，张景岳指出："凡诸真阴亏损者……阴虚而神散者，非熟地黄之守不足以聚之；阴虚而火升者，非熟地黄之重不足以降之；阴虚而躁动者，非熟地黄之静不足以镇之；阴虚而刚急者，非熟地黄之甘不足以缓之；阴虚而水邪泛滥者，舍熟地黄何以自制？阴虚而真气散失者，舍熟地黄何以归源……"景岳还认为："地黄产于中州沃土之乡，得土气之最厚者也。其色黄，土之色也。其味甘，土之味也。得土之气，而曰非太阴、阳明之药，吾弗信也。"以山茱萸而言，张锡纯甚赞其功，其医案有："友人毛仙阁之哲嗣印棠，年二十余。于孟冬得伤寒证，调治十余日，表里皆解。忽遍身发热，顿饭顷，汗出淋漓热顿解，须臾又热又汗，若是两昼夜，势近垂危。仓猝迎愚诊治，及至见汗出，浑身如洗，目上窜不露黑睛，左脉微细模糊，按之即无，此肝胆虚极，而元气欲脱也。盖肝胆虚，其病象为寒热往来，此证之忽热忽汗，亦即寒热往来之意。急用净萸肉二两煎服，热与汗均愈其半，遂为疏方，用净萸肉二两，生龙骨、生牡蛎各一两，生杭芍六钱，野台参四钱，炙甘草二钱，连服两剂病若失。"因此可以说引火归原的物质基础在于填精益肾药的应用。

中医某些理论的奥妙常在临床疗效中显露出来，而临床应用又会促进对某些理论的进一步思考、探讨。顺便谈一个问题：该病人症状好转后，应该对初患病时一些有阳性表现的检查，如 PET-CT、骨穿等再复查一下。但临床常遇到病人不同意再检查的情况，其原因并不仅仅是经济问题，有些病人说，检查来检查去反复折腾，病好不了，而症状消失了病好了，还检查有什么用？对这种情况也就未再强求其做检查了。另一方面，还有不少这样的情况：以中医药治疗诸症好转后，原有的一些检查异常也会消失，这又是值得思考的一个临床问题，它恰恰体现了中医整体治疗的特点及某些方面的优势。

5. 对少腹拘急之解，注家多简单云：虚寒则少腹拘急。笔者总觉此解欠详，读《傅青主女科》有少腹急迫不孕，曰：乃带脉之拘急。带脉系于腰脐之间，宜舒不宜急，治方用宽带汤。少腹急迫与少腹拘急类似，少腹拘急与带脉之关系，值得参考。

6. 肾气丸主证言之较简单，参考历代医家之应用（及加减方），则多有启发。如：《和剂局方》（八味圆治肾气虚乏，下元冷惫，腰腹疼痛，夜多漩溺，脚膝缓弱，肢体倦怠，面色黧黑，不思饮食。又治脚气上冲，少腹不仁及虚劳不足，渴欲饮水，腰重疼痛，少腹拘急，小便不利；或男子消渴，小便反多，妇人转胞，小便不通。方与千金同。方后云：久服壮元阳，益精髓，活血驻颜，强志轻身）、《严氏济生方》（十补丸，于本方加鹿茸、五味子，治肾脏虚弱，面色黧黑，足冷足肿，耳鸣耳聋，肢体羸瘦，足膝软弱，小便不利，腰脊疼痛）、《薛氏医案》（八味丸治命门火衰，不能生土，以致脾胃虚寒，而患流注鹤膝等证，不能消溃收敛，或饮食少思，或饮而不化，或脐腹疼痛，夜多漩溺。王冰云：益火之源以消阴翳，即此方也。又治肾水不足，虚火上炎，发热作渴，口舌作疮，或牙龈溃烂，咽喉作痛，形体憔悴寝汗等证，加五味子四两)、《吴氏医方考》(今人入房盛而阳事愈举者，阴虚火动也。阳事先痿者，命门火衰也。是方于六味中加桂附以益命门之火，使作强之官得其职矣)、《汉药神效方》(兰轩医谈云：磁石为肾部虚弱要药，将八味丸内附子代以五味子加磁石，治肾虚耳聋有奇效)、《医经会元》(八味丸内加川楝肉、巴戟肉，以斑龙胶为丸，治劳疝，房劳伤精，损气气陷)等，皆善于活用仲景方者。

三、医案举例

【案 29】晚期肺癌长期带瘤生存

董某，男，55 岁，河北省石家庄人。

初诊：2014 年 9 月 10 日。

现病史：患者主因胸闷气短 2 年，痰中带血半年入河北医科大学某医院。胸部 CT (武警河北总队医院，2014 年 7 月 19 日)：右肺上叶前段纵膈旁占位伴多发肺内转移，肝脏多发转移瘤。入院后行肺穿刺，免疫组化结果显示：腺神经内分泌癌。诊断为：右肺腺神经内分泌癌双肺多发转移，肝脏多发转移。因穿刺组织较少无法进行 EGFR 基因检测，患者家属拒绝再次穿刺，故给予 GP 方案化疗 1 周期，因患者副反应重而中断。院外口服分子靶向药物吉非替尼 1 个月，复查胸腹部增强 CT后，结果提示肺部及肝脏肿瘤均较前增大，故停用西药而以中医药治疗。

证候：咳嗽，咯吐白痰，痰色清稀，气短，腹胀痛，便溏，脉弦，沉取无力，舌淡苔薄白。

辨证分析：肺气不足，脾肾虚衰。

治法：补肺气，益脾肾。

处方：升陷汤、肾气丸合小青龙汤化裁。

黄芪 15g，知母 10g，柴胡 10g，升麻 10g，桔梗 10g，熟地黄 10g，山茱萸 10g，山药 30 g，茯苓 30g，牡丹皮 10g，泽泻 10g，肉桂 10g，黑附片 10g，细辛 3g，炙甘草 6g，麻黄 5g，白芍 10g，桂枝 10g。

每日 1 剂，加生姜 3 片，大枣 4 枚，水煎取汁 300 mL，分 2 次服，14 剂。

2014 年 9 月 26 日复诊：

患者服药后咳嗽气短较前减轻，腹胀痛依旧，脉沉细无力，舌淡红苔薄白。

辨证分析：脾肾阳虚。

治法：温补脾肾。

处方：理中丸合肾气丸化裁。

熟地黄 15g，山茱萸 5g，山药 30g，茯苓 30g，牡丹皮 10g，泽泻 10g，肉桂 10g，黑附片 10g，白术 10g，炙甘草 6g，党参 10g，干姜 10g，黄芪 20g。

每日 1 剂，加生姜 3 片，大枣 4 枚，水煎取汁 300mL，分 2 次服，14 剂。

服药后患者诸症尽失，此后一直按照上方随症加减，多次嘱患者复查 CT，均遭拒绝。直至 2016 年初患者出现气短喘憋进行性加重，双腿疼痛，于 2016 年 1 月 21 日复查头胸全腹 CT 示：双肺多发结节及肿物，肺癌伴肺内转移；头颅、纵隔、肝脏、腹膜后多发转移；颅骨、部分肋骨、左侧肱骨、部分椎体、骶骨及两侧髂骨转移；胸腹部及背部皮下多发转移。

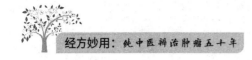

2016 年 1 月 22 日复诊：

喘憋，气短，咳嗽，咯吐白痰，双下肢疼痛，恶心，脉沉细无力，舌淡红苔薄白。

辨证分析：肺肾两虚。

治法：补益肺肾。

处方：升陷汤、肾气丸合射干麻黄汤化裁。

黄芪 50g，知母 10g，柴胡 10g，升麻 10g，桔梗 10g，熟地黄 20g，山茱萸 10g，山药 30g，茯苓 30g，牡丹皮 10g，泽泻 10g，肉桂 10g，黑附片 15g，射干 10g，炙甘草 6g，麻黄 5g，紫菀 10g，细辛 3g。

每日 1 剂，加生姜 3 片，大枣 4 枚，水煎取汁 300mL，分 2 次服，14 剂。

服药后患者喘憋、气短、双下肢疼痛逐渐减轻，按此法随症加减，治疗中多以肾气丸化裁。虽有多处转移，患者仍能每日下楼买菜，步行 20 分钟，生活质量高，自确诊后已带瘤生存近 3 年，仍在服药中。

本案患者初次就诊即有肺内及肝脏转移，预期生存期较短。但经过辨证论治后，虽然多处转移，而生存质量较高，极大地延长了患者的生存期。由此可知，中医治疗肿瘤并非出于辅助治疗地位，肿瘤患者不能死板地按照西医肿瘤治疗指南确定治疗方法，需要具体问题具体分析，真正地把个体化治疗运用到临床工作中。

（上二例为笔者毕业留院研究生霍炳杰经治）

附　议

　　经方妙用是一个大的命题，其应用有广阔的空间，笔者之应用可谓之"小"得。以恶性肿瘤治疗而言，张仲景历来为中医师们所推崇，尊为医圣，陈修园赞曰："医门之仲景，即儒门之孔子也。"仲景方（经方）被誉为"众方之祖"，李东垣曰："易水张先生云：'仲景药为万事法，号群方之祖，治杂病若神。'"但仲景著作看不到恶性肿瘤的论述，方药也难见恶性肿瘤之论治，那么，经方能治恶性肿瘤吗？愚临证以来深感经方治恶性肿瘤大有可为，关键在于"妙用"。朱丹溪曰："天地气化无穷，人身之病亦变化无穷，仲景之书，载道者也，医之良者引例推类，可谓无穷之应用。"日人尾台榕堂曰："长沙为千古用方之鼻祖……故苟能讲习谙练以精究其意，推广其义，则万病之治可运之掌也。""以例推类"也好，"精究其意，推广其义"也罢，体现的是"妙用"。怎样才是妙用呢？如何达到妙用呢？以笔者体会简述几点。

一、何以言"妙用"？

（一）深入学习原文，推敲斟酌

　　《伤寒论》有条文曰："太阳病，或已发热，或未发热，必恶寒，体痛，呕逆，脉阴阳俱紧者，名为伤寒。"此条有两点值得推敲，其一，内

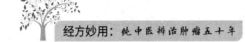

含中医"热型"，即恶寒或已发热或未发热；其二，条文中或已发热之"已"字及或未发热之"未"字要分析，已发热乃已经发热，未发热不是"不"发热，乃尚未发热，恶寒之后就可能由"未发热"而至"已发热"。例如下面的医案。

【案 30】战栗

王某，女，40岁，石家庄市某厂工人。

初诊：1980年9月中旬。

现病史：患者下午下班回家，进屋不久，无任何诱因先觉身冷，继之寒战，逐渐至战栗不止，牙齿相叩，盖厚被不解，邻居中有一经验丰富的西医视之，始则恐为急症，经视触叩听诊之，无明显异常，体温正常，又疑为癔病，而请笔者诊之，察脉有力，舌正红苔白。

辨证分析：一高年资西医已排除急症，再者考虑病人突然发病的表现与上述《伤寒论》条文相仿。

治法：辛温解表。

处方：乃嘱家属取生姜如核桃大小切片，红糖一小勺，水煎煮沸约10分钟，趁热饮之。

饮后不久，战栗稍减，身有微汗，体温为39℃，时已近夜半，家属稍有畏惧色，笔者曰：勿紧张，再按上方加大葱一根取葱白（取较大之葱带须切葱之下半截）水煎，少量频服之。因患者未吃晚饭，嘱家属熬小米粥备用，待服上方后趁热食粥，吃少许咸菜，注意饮水。按上法用之，身汗出，体温渐降而身爽体舒。至第二日，诸症霍然而愈。

（二）引申扩展应用

不失其"体"（若几个经方药掺杂许多其他药就可能失经方之"体"）

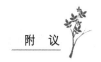

扩展其"用"。例如：小半夏加茯苓汤。

《金匮要略》原文：卒呕吐，心下痞，膈间有水，眩悸者，小半夏加茯苓汤主之。（小半夏汤：呕家本渴，渴者为欲解，今反不渴，心下有支饮故也，小半夏汤主之）

半夏一升，生姜半斤，茯苓三两（一法四两），上三味，以水七升，煮取一升五合，分温再服。

（三）妙用之思考

1. 小半夏汤证言"呕家"，小半夏加茯苓汤证言"卒呕吐"，由此推知，对于呕（或呕吐），无论病新久，二方皆可用之。

2. 二方皆针对一个"逆"字，即气逆，气不顺则顺之，逆则降之，为遣方之一大着眼点。

3. 二方主治均未言"呃"，呃者亦气逆，故亦可选用。

【案31】重症呃逆

刘某，男，49岁，河北省廊坊退休工人。

现病史：2013年2月17日上午起床后，无明显诱因发生呃逆，且逐渐加重，呃逆频繁时稍有右胁不舒，因正值春节后，不便赴医院，故来电话询治法。考虑呃逆且伴右胁不舒而从"瘀"论治，嘱服血府逐瘀汤（《医林改错》曰：无论伤寒、瘟疫、杂症，一见呃逆速用此方，无论轻重，一剂即效），但服药后呃逆不减，且至夜半呃逆更频作，胸部憋闷难忍，故驱车来石家庄，18日上午到医院查心电图未见异常，胃镜印象：反流性食管炎、贲门炎、慢性浅表性胃炎。脉滑，舌正红苔白。

辨证分析：胃气上逆，肝失条达。

治法：和胃降逆，稍佐调肝。

处方：清半夏 30g，茯苓 30g，白芍 12g，柴胡 6g，生甘草 6g，1 日 2 剂，分 4 次服。

患者看处方药少，恐难取效，要求住院，笔者曰："无需住院，服药后再议。"下午开始服药，1 剂后至傍晚呃逆减轻，夜间再服药半剂，至 19 日上午，呃逆仅偶作，再服 1 剂，呃止如常人。嘱不必再服药，停药观察，病未再发。

该例呃逆可谓重症，故处以小半夏加茯苓汤降胃气，以白芍、甘草缓肝，柴胡条达肝气。药简而力专，取效亦速，可见用药之推敲非等闲视之。

一个方剂的灵活运用，常常有一个认识不断深化、应用范围不断拓宽的过程，而这一过程的成熟则形成了所谓的经验方。笔者对小半夏加茯苓汤的应用即如此。多年前，外科、胸外科有些术后呃逆的患者（有些西医诊断为膈肌痉挛）请笔者会诊，始则多予旋覆代赭汤，但术后患者体虚，加之胃肠病术后进食差，服旋覆代赭汤口感又欠佳，故效果不是很理想，遂处以小半夏加茯苓汤，据证或加芍药、甘草缓急柔肝（有西医所谓的解痉挛之意）或加连苏饮（舌苔薄黄或咳或口稍苦者），经用多例效果理想。有些较重之呃逆取效亦佳，甚为西医所叹服。其后将此法应用于恶性肿瘤化疗后的恶心、呕吐（并逐渐拟定了"止吐汤"），效果亦比较理想，而据证应用于呃逆亦是一种拓展应用。

关于半夏的用法。笔者用小半夏加茯苓汤治疗呕吐、呃逆时，始则亦按常用量（10 ～ 15g），但觉力有不足，其后重用半夏（30g/ 次）始觉效佳。一般均认为半夏性燥，加之生半夏有毒性，因此用半夏时则多少有些拘谨。但《本草纲目》曾言："半夏能主痰饮及腹胀者，为其体滑而味辛性温也，涎滑能润，辛温能散亦能润，故行湿而通大便，利窍而泻小便，所谓辛走气能化痰，辛以润之是矣。世俗皆以南星、半夏为性燥，误矣。湿去则土燥，痰涎不生，非二物之性燥也。""惟阴虚劳损"者不宜用之。张寿颐亦言半夏云："然后知此物之长，全在于开、宣、滑、降四字，初非以治痰专长，其所以能荡涤痰浊者，盖即其开泄滑下之作用。"笔者以为《本草纲目》之论是有道理的，张寿颐之论亦颇有见地，故而放胆重用半夏，证之临床，据证应用多例并未见不良反应，当然要中病即止，勿滥用，也要注意适当的配伍，如舌红少苔者少佐沙参、麦冬，舌红苔黄者少佐川连等。

笔者临床亦深感对一些疑难病、证，常需静下心来深思一些问题（这一工作常需业余时间完成），深思可以启发悟性，甚至产生"灵感"。再应用于临床则会不断地提高辨证论治的水平。施治中既要坚持中医理论的指导，要"循规"，又不宜死板地"循规蹈矩"。其实古人对此多有明训，如《素问·标本病传论》谈"谨察间甚，以意调之"，既要"谨察"，又要以"意"调之，再如张仲景对小柴胡汤证的应用，提到"但见一证便是，不必悉具"，指出用方之规矩，但又多次谈到"知犯何逆，随证治之"，指出治疗的灵活，这些应是中医临床之基本功，治疑难病如此，治常见病亦如此。

应用中赋予新的认识，取得理想疗效（有的是出乎意料的疗效）展示了条文字面之外的效果——即为"妙用"。

二、如何达到"妙用"？

（一）苦读书

仲景著作、条文言简意赅，方药精炼，给经方活用扩展应用带来一定的困难，但这恰恰又给扩展应用带来了广阔空间，应：①浏览历代医家的应用医案获得启发；②多参考本草著作，注意其中有别于常论之处，同时，如诸家所强调的要注意用药之量比；③密切结合现今临床防止"死读""读死"。例如：芍药甘草汤。

《伤寒论》原文："伤寒，脉浮，自出汗，小便数，心烦，微恶寒，脚挛急，反与桂枝，欲攻其表，此误也。得之便厥，咽中干，烦燥吐逆者，作甘草干姜汤与之，以复其阳。若厥愈足温者，更作芍药甘草汤与之，其脚即伸；若胃气不和谵语者，少与调胃承气汤；若重发汗，复加烧针者，四逆汤主之。"

"问曰：证象阳旦，按法治之而增剧，厥逆，咽中干，两胫拘急而谵语。师言：夜半手足当温，两脚当伸。后如师言。何以知此？答曰：寸口脉浮而大，浮为风，大为虚，风则生微热，虚则两胫挛。病形象桂枝，因加附子参其间，增桂令汗出，附子温经，亡阳故也。厥逆，咽中干，烦躁，阳明内结，谵语烦乱。更饮甘草干姜汤，夜半阳气还，两足当热，胫尚微拘急，重与芍药甘草汤，尔乃胫伸，以承气汤微溏，则止其谵语，故知病可愈。"

芍药四两，甘草四两（炙）。上二味㕮咀，以水三升，煮取一升五合，去滓，分温再服。

妙用之思考：

1.《伤寒论》之言芍药甘草汤所治很简单，即脚挛急、不得伸。历代注家论病机大多异曲同工，即阴虚血少，且多从条文，即误用桂枝攻表之结果上做文章。

笔者以为从《伤寒论》条文中阐释是通常做法，但不可拘泥于条文，应从条文内去"解"，从条文外去"用"。

2.如何用呢？分析医案，可扩展思路，概括一些医案，笔者以为芍药甘草汤的作用，有如下几点：

养：即滋养、补养。《朱氏集验方》：去仗汤（即本方）治脚弱无力，行步艰难，友人戴明远用之有验。《魏氏家藏方》：六半汤治热湿脚气，不能行步，即芍药甘草汤入无灰酒少许，再煎服。《活人事证方》：神功散（即本方）治消渴。《陈日华经验方》：治消渴引饮，白芍药、甘草等分为末，每用一钱，水煎服，日三服，鄂渚辛祐之患此九年，服药止而复作。苏朴授此方服之，七日顿愈。古人处方殆不可晓，不可以平易而忽之也。

缓：缓痛。《医学心悟》：芍药甘草汤止腹痛如神，脉迟为寒，加干姜，脉洪为热，加黄连；《玉机微义》：芍药甘草汤治小肠府发欬而失气，气与欬俱失。

柔：柔肝息风。《伤寒解惑论》治验：孙某，女，中年，两臂乱动，昼夜不止，却自己不住地说："累死我了！累死我了！"由其家人强按其手臂，才能诊脉。现已记不住脉象，也记不起处方是什么，只记得当时是以养血息风为治，服药后无效。后一老药工李树亭予一方：芍药 30g，甘草 30g，服后竟获痊愈。

通：此点更应重视。《传信适用方》：中岳汤治湿气腿脚赤肿疼痛，及胸膈痞满气不升降，偏身疼痛，并治脚气。赤芍药六两、炙甘草半两。上㕮咀，每服半两，水二大盏煎八分一盏，去滓服。《事林广记》：治脚气肿痛，白芍药六两，甘草一两，为末，白汤煎服。《怪疾奇方》：治大腿肿痛，坚硬如石，足系梁上差可，否则其疼如砍，肿渐连臂，不容着席。用生甘草一两，白芍三两，水煎服，即效。《圣济总录》：治木舌肿满，塞口杀人，红芍药、甘草煎水热漱。《经方实验录》医案：四嫂，十一月十三日，足遇多行走时则肿痛，而色紫，始则右足，继乃痛及左足，天寒不可向火，见火则痛剧，故虽甚恶寒，必得耐冷。然天气过冷，则又痛。眠睡至浹晨，而肿痛止，至夜则痛如故。按历节病足亦肿，但肿常不退，今有时退者，非历节也。惟痛甚时筋挛，先用芍药甘草汤以舒筋。赤芍、白芍各一两，生甘草八钱，一剂愈（足肿痛色紫，显然有"不通"）。

1980 年，笔者任《河北中医》杂志编委会常委，杂志社送审一论文，题目为"芍药甘草汤治不安腿综合征"。当时笔者对此综合征不熟悉，问一些西医内科医生也不清楚，后问及内科老主任，其从很厚一著作（专列综合征）中查到，此综合征，西医认为病因不明，可试用维生素 B_1。此事引发笔者一点思考，厚厚一本西医著作，均为综合征，综合征何其多也，而西医综合征又基本为原因不明者，所谓病因不明，是查不出西医的"病"因。但中医却是病因明者，因为有"证"即有"因"，此正中医之特点也。不安腿综合征即"腿不安"（老百姓俗曰"腿麻烦"），以芍药甘草汤治之则变不安为"安"，笔者后遇此病，以芍药甘草汤为主治之，其效亦佳。

3. 多数注家从酸甘化阴解芍药甘草汤亦觉局限。笔者以为：①该方从脏腑作用上看，一者可以养肝柔肝，再者滋脾胃。张锡纯则言："药之能健脾胃者多不能滋阴分，能滋阴分者多不能健脾胃，方中芍药与甘草同用，取其苦味与甘草相合，有甘苦化阴之妙，故能滋阴分。取其酸味与甘草相合，有甲己化土之妙，故能益脾胃，此皆取其化生之性，以为用也。"②对芍药及甘草之用亦应深思。如芍药之用，《神农本草经》言其功用"除血痹，破坚积"，《名医别录》言其"散恶血、逐贼血"，然此功用则为临床所忽视。

再言甘草之用，医界多以其调和诸药，多数情况下使"国老"在方剂中成为"侍者"，忽视重用甘草之作用，但仲景著作中，仅以甘草命名之方剂即十余方，皆以甘草为主药。《汤液本草》言："《经》云：'以甘补之，以甘泻之，以甘缓之……盖甘之味有升降浮沉，可上可下，可内可外，有和有缓，有补有泄，居中之道尽矣。'"《本草备要》指出："仲景有多方无不重用甘草，赞助成功。即如后人益气、补中、泻火、解毒诸剂，皆倚甘草为君，必须重用，方能见效，此古法也，奈何时师每用甘草不过二三分而止，不知始自何人，相习成风，牢不可破，附记于此，以正其失。"可见，甘草之功用不可小视。

《伤寒论》中芍药甘草汤二药等分各四两，甘草干姜汤甘草四两、干姜二两，甘草倍干姜，古医家则有"大甘复阳"之说。甘草配干姜则复阳，配芍药则复阴，甘草绝非"配角"也。再者，芍药甘草汤和不少治法相配，就不单单是酸甘化阴了。仅摘举《伤寒论》方即明。如桂枝汤若视为芍药甘草汤与温通法的配合，黄芩汤若视为芍药甘草汤与苦寒清热法的配合，亦未尝不可。而《保命集》芍药汤则又可视为芍药甘草汤与通下导滞法的配合，如此等等，全在于活用之思维也。

【案32】下肢挛急难忍

杨某，女，72岁，河北省石家庄市某医院退休医生。

初诊：2016年9月13日。

主诉：下肢拘挛1周。

现病史：1周前无明显诱因而出现下肢拘挛，夜间为甚，不能入眠，用力敲打、下床蹦跳亦不能缓解，痛苦莫可名状。

既往史：风湿性关节炎病史。

证候：下肢拘挛，脉弦，舌红苔白。

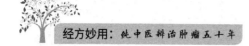

治法：柔肝舒筋，缓急通经。

处方：芍药甘草汤加味。

白芍 15g，炙甘草 12g，汉防己 6g，水煎服。

方用芍药甘草汤，少加汉防己，意如李杲所言："通可去滞，通草、防己之属是也……补阴泻阳……真行经之仙药，无可代之者。"

2016 年 9 月 13 日夜服 1/2 剂，14 日症状大减，上午又服 1/2 剂，下午服 1/2 剂，9 月 15 日好转，继服 1 剂，分 2 日服（每日服 1/2 剂），病未再作而停药。

【案 33】妊娠痢疾

杨某，女，30 岁，1974 年 6 月中旬初诊。

证候：妊娠 3 月，患痢疾 2 日，腹痛，便脓血伴后重，排便频而不爽（日十余次），舌红苔薄黄，脉滑。

治法：行血导滞，缓急止痛。

处方：大黄 9g，白芍 10g，生甘草 10g，生山楂 6g，焦山楂 6g。

水煎服，每日 1 剂，分 2 次服，每周服 6 剂。

方以大黄去积滞而行血乃通因通用；芍药甘草汤缓急止痛；生山楂消积导滞，炒焦不仅减弱酸味而且产生微苦，可增其消胀止泻痢之功，二者并用以增山楂之效。患者为西医妇科医生，见处方中有大黄，知其为攻下药而不敢服用，笔者坚持令其服之。患者用药 1 剂，症状减轻，服药 3 日痢疾好转，告之其曰"有故无殒，亦无殒也"，其后足月生一女婴，母女康健。可见妊娠用药，有病则病当之，不必慌张矣。

此例为芍药甘草汤与通下导滞药的配合，亦善思之一例也。

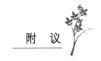

（二）勤临床

1. 会捕捉到条文之亮点而由"点"及"面"

经方隐有许多"亮点"，勤临床，会捕捉到条文之亮点进而由"点"及"面"，使"亮点"展开

【案 34】四逆散治疗原因不明肩臂剧痛

乔某，女，74 岁，河北省某医院退休干部。

初诊：2012 年 5 月 24 日。

主诉：左肩臂剧痛 1 个半月。

现病史：患者 1 个半月前突发左肩臂剧痛，不能活动，卧则不痛，起则痛甚，辗转不宁。多项检查无阳性发现。先后予西药止痛剂（药名不详）、封闭疗法、针灸按摩等多法治疗无效。

证候：左肩臂剧痛，不能活动，卧则不痛，起则痛甚，舌红苔白，脉滑。

辨证分析：瘀血阻络。

治法：逐瘀通络。

处方：身痛逐瘀汤加减。

怀牛膝 15g，桑枝 15g，地龙 10g，秦艽 12g，羌活 10g，香附 10g，甘草 10g，当归 10g，川芎 10g，五灵脂 10g，桃仁 10g，红花 10g。

水煎服，每日 1 剂，分两次服，每周服 6 剂。

2012 年 6 月 4 日复诊：

服药后肩臂痛如故，且增胃脘不适，舌红苔白微腻，脉滑。

该患者肩臂剧痛，难以转侧，按常规考虑多为经络瘀阻，身痛逐瘀汤应是对证之方，临床据证应用该方尚觉得心应手，且该方对一些乳腺

癌患者经扩大根治术后的患侧上肢肿胀也有一定疗效（该情况从西医角度看是不易恢复的，也无理想疗法），足见其活血通络之功效。而该例用药十余日竟无寸效，何故？细思之，初诊时忽略了该证的两个突出点。

第一个突出点为"卧则不痛、起则痛剧"。因此，当以"卧则不痛"为辨证切入点。《素问·五脏生成》云："故人卧血归于肝，肝受血而能视，足受血而能步，掌受血而能握，指受血而能摄。"《四圣心源·血瘀》称："肝主藏血，凡脏腑经络之血，皆肝家之所灌注也。"王冰注释说："肝藏血，心行之，人动则血运于诸经，人静则血归于肝脏，何者？肝主血海故也。"可见，当人休息和睡眠时对血液的需要量相应减少，血则归藏于肝脏；当人活动和工作时，血液需要量相对增加，肝藏之血则运行于诸经。可以想象，人动时血之需求增加，本证起则痛剧，应为需求之供应不足使然，亦即"不荣则痛"之谓，故而治当从肝调治，此思路之一也。

第二个突出点在于该病之"怪"，即卧则如常人而不痛，起则痛剧，难以名状。

清代王士雄《潜斋医学丛书言医选评》云："丹溪先生谓怪病是痰，十居八九。"因此，思路之二，当从"怪病多痰"调治。

调肝，尤其是治痰，更应注意调气，正如古医家庞安常所云："善治痰者，不治痰而治气，气顺则一身之津液亦随气而顺矣。"因此，思路之三在于调气机。

辨证分析：肝血不荣，痰气阻滞。

治法：养血柔肝，化痰理气，缓急止痛。

处方：二陈汤、指迷茯苓丸合四逆散加减。

陈皮10g，茯苓30g，清半夏10g，生甘草10g，枳壳10g，薏苡仁30g，柴胡10g，白芍10g，柏子仁10g。

水煎服，每日1剂，每天2次，每周服6剂。

方以白芍益阴养血调肝，合甘草酸甘化阴、柔肝止痛，柴胡疏肝而行肝血，方中二陈汤化痰行气。指迷茯苓丸"主治中脘停痰，臂痛难举，或肩背酸痛，脉沉细，及产后作喘、四肢浮肿"（《医门法律》）。喻嘉言曰："痰药虽多，此方甚效，流入四肢，令人肩臂酸痛，两手疲软，误以为风，则非其治。"去风化硝者不欲其泄也。

方中有枳壳，其意在于：①调气。古人谓："肝气由左而升，肺气从右而降。"患者痛在左臂，肝血不荣、肝失疏泄则影响肝气之升，肝气不升则肺气之降亦不畅达，故以枳壳之辛散以助肝气之升，苦降以助肺气之降，升降相因，调畅气机。②化痰散结。《开宝本草》云："枳壳主风痒麻痹，通利关节，劳气咳嗽，背膊闷倦，散留结、胸膈痰滞，逐水，消胀满、大肠风、安胃，止风痛之效。"《本草经疏》云："其主风痒麻痹，通利关节，止风痛者，盖肺主皮毛，胃主肌肉，风寒湿入于二经，则皮肤瘙痒，或作痛，或麻木，此药有苦泄辛散之功，兼能引诸风药入于二脏，故为治风所需，风邪既散，则关节自然通利矣。"

用药尚有一点考虑：患者卧则不痛，起则痛甚，而静则神藏，痛则神扰，故以柏子仁"安五脏"（《神农本草经》），"养心气……宁神"（《本草纲目》），且辛润甘补以养肝缓肝。用薏苡仁者取其舒解筋脉拘急之功效。服上方后疼痛大减。

2012年6月26日复诊：

已痛消10余日，患者甚喜，甚赞中药之功，自述尚感少许肢麻（为封闭治疗后出现），腰酸。察舌正红苔白，脉滑。遂以原方加桑寄生15g、当归10g（兼以益肾养血强腰膝），加荆芥10g。该药"入足厥阴经气分，其功长于祛风邪、散瘀血、破结气"（《本草纲目》），《药性论》更言其"主通利血脉，传送五脏不足气"。服药后诸症若失，停药后追访4年多，病未复发。

该例治疗中选用四逆散，即属古方活用，四逆散本为"少阴病四逆"而设，通常言之"热深则厥深"。本例病人既无"厥"又无"热"，何以选此方？其因在于：①柴胡配芍药以调肝，正合肝体阴而用阳之特点，芍药配甘草又酸甘化阴以柔克刚而缓急止痛。清代医家王晋三释四逆散曾言："故以芍药甘草和其阴……以柴胡和其枢纽之阳。"②浅田栗园曾曰："盖此方系大柴胡汤变方，以疏邪通气为主。今用之以治痫厥，胸胁挛急，朝剧暮安，病态不安者，往往得奇效。"其中"疏邪通气"很值得回味，病人虽非痫厥，而卧则不痛，起则痛剧与"朝剧暮安"同有邪不得疏，气不得通之因。"和枢机""疏邪通气"，成为本病例选用四逆散的一个原因。

再从临床应用看，《医学入门》曾载："祝仲宁号橘泉，四明人，治周身百节痛，及胸腹胀满，目闭肢厥，爪甲表黑，医以伤寒治之，七日昏沉弗效。公曰：此得之怒火与痰相搏，与四逆散加芩连，泻三焦火而愈。"亦征四逆散治周身百节痛之功，揣摩上述论治，亦是选用四逆散的一个参考（该病例无"怒火"故不选黄芩、黄连）。

其次，方中以枳壳易枳实，意在"调气"而非"破气"，对"气"，"调"之；对"枢机"，"和"之；对"邪"，"疏"之；体现了一个"柔"之，以"柔剂"克"刚证"（剧痛），恰如老子所谓"柔弱克刚强"也，医理、哲理本相通也。

【案35】胃扭转

张某，女，46岁，石家庄市某厂工人。

初诊：1983年6月13日。

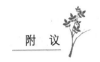

主诉：胃胀痛 1 周。

现病史：患者缘于 1 周前突发胃胀痛，上消化道造影示：十二指肠球部倒置于胃窦右下方，胃大弯翻向上，提示胃扭转，建议手术治疗。患者不同意手术而转中医治疗，曾服中药处方如下：沉香 10g，木香 10g，枳实 10g，升麻 10g，苍术 10g，陈皮 10g，大黄 10g，厚朴 10g，服药 1 周并针刺中脘、梁门、内关、足三里等穴无效。

既往史：既往胃胀痛反复发作，痛剧则辗转颠倒不能自持，甚则恶心呕吐，吐后则舒，曾于 1962 年、1964 年、1968 年三次在某院住院治疗，对症治疗后痛缓而出院。

证候：胃胀痛如上述，时有胁胀，大便欠爽，自汗出，下肢浮肿，大便色黑（潜血 ++ ～ +++），脉弦，舌淡红苔薄白，舌中部苔薄黄。

辨证分析：气机逆乱，肝脾失和。

治法：理气散结，调和肝脾。

处方：四逆散加味。

柴胡 10g，白芍 10g，枳实 10g，甘草 10g，茯苓 10g，泽泻 10g，水煎服，每日 2 剂，每剂服 2 次，嘱 4 ～ 6 小时服 1 次。

1983 年 6 月 21 日复诊：

服药后胃痛胀缓解，下肢浮肿减轻，恶心未作，排便已爽，月经来潮已二日，经量少，有血块伴右偏头痛、头晕，脉弦，舌淡滞苔白，予散偏汤合失笑散加减治之。

处方：川芎 30g，白芍 20g，白芥子 10g，柴胡 10g，甘草 10g，蒲黄 10g，五灵脂 10g，全蝎 10g，香附 10g。

水煎服，每日 1 剂，分 2 次服，共 3 剂。

1983 年 6 月 24 日复诊：

经期已过，腹痛、头痛好转，胃胀痛又作，但较初诊时为轻，脉弦，舌淡红苔白。

处方：柴胡 10g，枳实 10g，白芍 10g，炙甘草 10g。

水煎服，每日 1 剂，分 2 次服，每周服 6 剂。

1983 年 6 月 30 日复诊：

近 3 日胃痛未作，食可便调，起居如常，脉缓，舌淡红苔白，复查上消化道造影，未见胃扭转。嘱原方 2 日 1 剂服之。

1983 年 8 月 18 日复诊：

谓上方服至 7 月底，胃痛始终未发，已停药半月余，胃双重对比造影报告：上消化道造影未见异常。

追访至 1990 年 3 月，病未复发。

【案 36】胃扭转

王某，女，50 岁，已婚，工人。

初诊：1981 年 3 月 9 日。

主诉：胃胀 1 周。

现病史：患者 1 周前出现上腹胀满，经服用胃药（其名不详）症状不减轻，且出现恶心欲呕，思食而食后胀满加重，经 X 线检查，诊为胃扭转，建议手术，因惧之而请中医治疗。

证候：脘腹胀满，时有胁胀，恶心欲呕，大便欠爽，脉弦，舌淡红苔薄白，舌中部苔薄黄。

辨证分析：气滞脾虚。

治法：下气健脾。

处方：柴胡 10g，枳实 15g，白芍 10g，炙甘草 8g。

水煎服，每日 2 剂，分 2 次服，嘱 4～6 小时服 1 次。

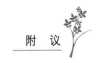

1981 年 3 月 10 日复诊：

服药 2 剂，脘腹胀满明显减轻，恶心未作，排便已爽矣，唯食后仍有不舒感，脉弦，舌淡红苔白，上方加炒麦芽 10g，茯苓 15g。

水煎服，每日 1 剂，分 2 次服，共 3 剂。

1981 年 3 月 14 日复诊：

服药后诸症若失，脉弦，舌淡红苔白，复查上消化道造影未见胃扭转，嘱服逍遥丸以调之，1 月后随访，已停药，诸症未作，1 年后随访，病未再发，嘱复查上消化道造影，未见异常。

二例胃扭转，西药治疗乏效，中医辨证，要点在于"调气"，胃以通降为顺，气机条畅则胃自安。"调气"又重在降气散结，借用《伤寒论》四逆散变通以治之。处方重用枳实下气破结，古医家张会韶曾言"枳实……胃家之宣品也，所以宣通胃络"，佐以柴胡理气舒郁，二药合用升降相宜，白芍柔肝，炙甘草益气健脾。降气散结之中，寓调和肝脾之意，初诊恐症急药缓，故日服 2 剂。服药 1 日即见效。再诊加茯苓、炒麦芽以增健脾开胃之力，而病入坦途。初诊用药，虽药味同四逆散，但属四逆散之变通，何以言之？《伤寒论》中柴胡、枳实、芍药、甘草为等量，《医宗金鉴》中这样评价四逆散："君柴胡以疏肝之阳，臣芍药以泄肝之阴，佐甘草以缓肝之急，使枳实以破肝之逆。"本例乃君枳实以下气破结，若见下肢浮肿，加茯苓、泽泻以健脾利湿，均为四逆散之变通。《金匮要略》又有枳实芍药散，行气和血而治腹痛（产后），亦可视为四逆散之变通。遵仲景之意，用仲景之方，药专而效捷，贵在变通。

六腑以通为顺，然"上逆者使之下行""中结者使之旁通"，无非通之之法，诚哉，斯言！

2. 可达条文内去解、条文外去用

经方妙用有一个"尊经"、"遵经"而"离经"问题，既要尊崇经典、遵循经典，又要善于"离经"、"脱框"。勤临床，即可达条文内去解、条文外去用。

如当归芍药散之活用。

【案 37】不孕症

李某，36 岁，河北省廊坊市某单位职工。

初诊：2009 年 7 月 16 日。

主诉：结婚后 12 年未孕。

现病史：患者结婚后夫妻生活正常，12 年未能受孕，在廊坊市某医院 B 超检查提示卵巢囊肿，在北京某医院检查提示双侧输卵管不通，北京及廊坊市医院皆建议做试管婴儿。

证候：月经周期基本正常，经色深有块，经期腹痛较著，伴乳房胀痛，带下量多色黄，少腹痛，脉滑，舌红苔薄黄。

辨证分析：肝郁气滞，湿热内蕴。

治法：疏肝理气，清利湿热。

处方：逍遥散、当归芍药散、四妙散化裁。

柴胡 10g，当归 10g，赤芍 10g，茯苓 30g，薏苡仁 30g，生甘草 10g，苍术 10g，黄柏 10g，怀牛膝 10g，泽泻 10g，川芎 6g。

水煎服，每日 1 剂，分 2 次服，每周服 6 剂

2009 年 10 月 16 日复诊：

经期腹痛、乳胀痛明显减轻，带下及少腹痛好转，脉弦，舌红苔白。遂处方以"通"之，少腹逐瘀汤加白芍、茯苓、泽泻、白术，诸药用量之比为 1：1，茯苓为 2：1，肉桂、干姜为 0.6：1，制成颗粒剂装胶囊，

附 议

每粒 0.35g，每次服 4 粒，每日服 3 次，嘱原汤剂可间断服之。此次复诊时患者嗫嚅而言："不是我个人有病，爱人检查也有问题。"细询之，言"精子数少"（但未见化验单）。遂处方菟丝子 30g，蛇床子 30g，金樱子 30g，覆盆子 30g，车前子 30g，合欢皮 20g，共为细末，每晚睡前服 3g 左右，白开水或小米汤送服。

以上法施治，2010 年 6 月中旬，患者家属喜告曰：已怀孕，至足月产一男婴，母子健康。

【案 38】妇人滤泡破裂腹剧痛

李某，女，35 岁，石家庄市棉纺厂工人。

初诊日期：1981 年 11 月 22 日。

主诉：剧烈腹痛 5 小时。

现病史：患者晚饭后月经来潮，始则阵发性腹痛，继而剧烈腹痛，辗转反侧，手足厥冷，急送某医院就诊，内科、外科检查未能确诊，查血常规：白细胞计数 $18.4×10^9$/L，妇科拟诊滤泡破裂所致腹痛，予针刺足三里、三阴交穴，疼痛稍缓，建议住院治疗。因值深夜，虑及家中小儿，且针刺后疼痛有所缓解，故带药（解痉止痛药及抗菌素）暂回家。回家后未及 1 小时，腹痛又作，其痛难忍，时已至子时，因与笔者为邻，故请诊视。

既往史：无类似病史。

证候：腹痛难以名状，面色苍白，时欲呕，指冷额汗，小腹胀满，排尿不爽，询知经血暗黑且经行不畅，脉弦，舌淡红苔白厚。

辨证分析：肝气乘脾，气血凝滞，水湿停蓄。

治法：调肝理气，健脾利湿，活血止痛。

处方：当归芍药散化裁。

当归 10g，川芎 10g，白芍 15g，茯苓 30g，泽泻 15g，白术 10g，生甘草 10g，桂枝 10g，砂仁 10g。

方以当归芍药散调肝行血，健脾利湿，加桂枝温通而助膀胱之气化，砂仁理气止痛。

深夜赴某中医院取药急煎之，服药 1 剂，腹痛渐安，翌日晨腹痛若失，且经行已畅，排尿已爽，脉缓，舌红苔白，原方继服 2 剂。

1981 年 11 月 25 日复诊：

诸症好转，查血常规正常，遂停药。其后病未再发。

（三）善思维

读书也好，临床也好，贵在"善思"。

《论语·为政》云："学而不思则罔，思而不学则殆。"说明了学与思的内在联系和辨证关系。

段注本《说文·思部》曰："思，从心从囟。""思"的意义、类属和心、脑有关，和人的思维活动有关，所以"思"从心从囟；《说文·心部》曰："思，容也。"《书·洪范》曰："思曰容，言心之所虑，无不包也。"张舜徽曰："思之言丝也，谓纤细如丝，连续不绝也。"张氏用声训的方法把"思"这一抽象概念的性状描绘的栩栩如生，从中可以看出"思"也有"细密"的隐含意义在其中。

程钟龄《医学心悟》自序云："思贵专一，不容浅尝者问津；学贵沉潜，不容浮躁者涉猎……"善思则"善疑"，明初白沙学派的开创者陈献章有一句令人深思之言："前辈谓学贵知疑，小疑则小进，大疑则大进，疑者觉悟之机也。"

1. 立法处方要力求"法活"

"善思"是作为医生必不可少的基本功，也是"法活"的基础。

2. "重文"是善思的基本条件之一

中医学是中华文化的组成部分，业中医者，必须重视中华文化的修养，所谓"文是基础，医是楼"，"重文"可以启发"思维"的活性，从而得到一些新的认识。前文当归芍药散中关于"疠痛"的看法，即借助了"文"。再举一例，《金匮要略》文："胸痹缓急者，薏苡附子散主之。"中医教材有释"缓急"为"或缓或急"者，则不确。从文的角度考证，《史记·游侠列传序》有"缓急，人之所时有也。"《后汉书·窦融传》有"一旦缓急，杜绝河津，足以自守"。看！"缓急"有"困厄""急迫"之意明矣！以此来解，则较为恰当，重要的是对临床应用有很好的指导。

第十三章　薏苡附子散

一、《金匮要略》原文

胸痹缓急者，薏苡附子散主之。

薏苡仁十五两，大附子十枚（炮），上二味，杵为散，服方寸匕，日三服。

二、妙用之思考

对"缓急"，多有认为胸痹或缓或急者（如《金匮要略译释》，南京中医学院金匮教研组编著），尤在泾亦云"或缓或急"，黄元御言"证有缓急不同"。程云来云"心痛去来之意也"，与或缓或急类同，笔者对此解多有疑惑，若如此看待缓急，岂不是不分缓、急，均可用薏苡附子散吗？

另本文所举，乃痹之"急证"，周扬俊曰："胸痹缓急者，痹之急证也，寒饮上聚心膈，使阳气不达，危急为何如乎。"从这一角度分析，薏苡附子散有缓解急迫之效，但"缓解"与"缓"二者亦不尽相同，单解"缓"字有慢、迟、宽、松、柔软之意，《玉篇》曰"迟缓"，《广韵》曰"舒"，且此解与"胸痹缓急者"之"者"，略有文法欠顺，此又宜推敲者也。

考缓急，可作为一个词，有困厄、急迫之意，《史记·游侠列传序》有"且缓急，人之所时有也"，《后汉书·窦融传》有"一旦缓急，杜绝河津，足以自守"，笔者以为，以困厄、急迫解"缓急"比较恰当。

三、医案举例

【案 39】心肌炎危重症

王某，40 岁，已婚，干部。

初诊：1989 年 3 月 9 日。

主诉：胸闷痛、气短、心悸加重 10 天。

现病史：患者 1981～1989 年因胸闷痛间断性加剧先后 10 次住院治疗。本次住院已 10 日（住院号 206145），诊为病毒性心肌炎（后遗症期），病态窦房结综合征。现胸痛憋闷，气短有欲绝之感，心悸阵作，心悸时心率可达 180 次 / 分，心悸缓解时心率在 38 次 / 分左右，但胸闷痛难忍，每于夜间 11 时症状加重，心率最低可达 30 次 / 分，经西药治疗症状控制不理想，于 1989 年 3 月 9 日动员患者安置永久性心脏起搏器，患者及其家属犹豫不决而请中医会诊。

证候：胸痛憋闷，气短，脉迟，舌淡红苔白。

辨证分析：心阳不足，阴阳不和，气血乖戾。

治法：温通心阳，解急迫和中气，调和阴阳。

处方：薏苡仁 40g，炮附子 10g，柴胡 10g，清半夏 15g，生黄芪 20g，知母 10g，桂枝 10g，生甘草 10g，茯苓 15g，降香 6g，赤芍 10g，水煎服，每日 1 剂，分 2 次服，每周服 6 剂。

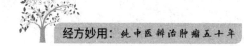
1989 年 3 月 13 日复诊：

服上方 4 剂，诸症大减，已决定不安置心脏起搏器，脉缓，舌正红苔薄白，原方继服半月诸症若失（心率稳定在 50 ～ 70 次 / 分），随访十余年病情平稳，工作如常人。

第十四章　乌梅丸之变通应用

一、《伤寒论》《金匮要略》原文

《伤寒论》原文：

厥阴之为病，消渴，气上撞心，心中疼热，饥而不欲食，食则吐蛔，下之，利不止。伤寒，脉微而厥，至七八日肤冷，其人躁无暂安时者，此为脏厥，非蛔厥也。蛔厥者，其人当吐蛔。今病者静，而复时烦者，此为藏寒。蛔上入其膈，故烦，须臾复止，得食而呕又烦者，蛔闻食臭出，其人常自吐蛔。蛔厥者，乌梅丸主之。又主久利。

《金匮要略》原文：

蛔厥者，当吐蛔，今病者静而复时烦，此为脏寒，蛔上入膈，故烦，须臾复止，得食而呕又烦者，蛔闻食臭出，其人常自吐蛔。

蛔厥者，乌梅丸主之。

乌梅丸方：乌梅三百枚，细辛六两，干姜十两，黄连十六两，当归四两，附子六两（炮，去皮），川椒四两（出汗），桂枝六两（去皮），人参六两，黄柏六两。右十味，异捣筛，合治之，以苦酒渍乌梅一宿，去核，蒸之五斗米下，饭熟，捣成泥，和药令相得，内臼中，与蜜杵二千下，丸如梧子大。先食饮服十丸，日三服，稍加至二十丸，禁生冷滑物臭食等。

（按《金匮要略》文与《伤寒论》基本同，方剂个别字句稍异，依
《伤寒论》文）

二、妙用之思考

仲景指出，蛔厥者，乌梅丸主之，但并不单用于蛔厥。其云该
方"又主久利"可证。仲景虽云："此为脏厥，非蛔厥也。"乃辨别病
之不同，非指治之不同。徐忠可云："若蛔厥，厥者逆也，此与藏厥
相类……"

应用乌梅丸，脉诊有重要指导意义。

《金匮要略》云："师曰：'腹中痛，其脉当沉若弦，反洪大，故有蛔
虫。'"徐忠可曰："腹痛不必皆有虫，因虫而痛亦有之，其初时必凭脉以
别之，故谓腹痛概由寒触其正，所谓邪正相搏即为寒疝也。寒则为阴脉
必沉，卫气必结故弦，乃洪大是反得阳脉，脉不应病，非因外矣，故曰
有蛔虫。然未详蛔虫本证之痛状，此段重在辨脉也。"尤在泾曰："腹痛
脉多伏，阳气内闭也，或弦者，邪气入中也，若反洪大，则非正气与外
邪为病，乃蛔动而气厥也。"

乌梅丸主治寒热错杂，其组方杂而不乱，分析该方含有一些方剂的
化裁。如参附汤、四逆汤、当归四逆汤、泻心汤等，这就为该方的变通
应用提供了空间。如《寿世保元》所论"伤寒见吐蛔者，虽有大热，不
可下之，盖胃虚寒则蛔上膈，大凶之兆，急用炮姜理中汤，加乌梅一个，
花椒十粒，郤用小柴胡汤退热"，以及许叔微医案"治一人，渴甚，饮水
不能止，胸中热痛，气上冲心，八九日矣。或作中暍；或作奔豚。予诊
之，曰：症似厥阴，曾吐蛔虫否？曰：昨曾吐蛔。予曰：审如是，厥阴
症也。可喜者脉来沉而缓迟耳。仲景云：厥阴之为病，消渴，气上冲心，

饥不欲食，食则吐蛔。又曰：厥阴病，渴欲饮水者，少少与之愈。今病人饮水过多，乃以茯苓桂枝白术甘草汤治之，得止后，投以乌梅丸，数日愈。乌梅肉15g，细辛3g，干姜6g，黄连9g，当归6g，熟附片3g，蜀椒6g，桂枝6g，人参9g，黄柏6g"，《静香楼医案》"一人蛔厥心痛，痛则呕吐酸水，手足厥冷，宜辛、苦、酸治之。桂枝，川椒，炮姜，黄连，乌梅，当归，茯苓，延胡索，炒川楝子"等，后世并由此化裁了不少方剂，如《张氏医通》椒梅丸（治痘为虫闷，不得发出方。秦椒三钱，乌梅、黄连各一钱，为细末，饴糖为丸，如黍米大，量儿大小，分二至三次服）、《温病条辨》椒梅汤（治暑邪深入厥阴，舌灰，消渴，心下板实，呕恶吐蛔，寒热，下利血水，甚至声音不出，上下格拒方。川椒、乌梅、白芍药各三钱，人参、黄连、黄芩、干姜、半夏各二钱，枳实一钱半，水煎服）等。

乌梅丸寒热药并用，数"味"相合。70年代笔者带西学中同志实习中医时，有人提出：寒热药并用，那不既不寒也不热了吗？几种味道的药合用，那不什么味也不明显了吗？其实中药的寒热温凉是从它针对的证候概括出的，治寒证者为热药，治热证者为寒药，并不是其本身为"寒"为"热"，这与热水、凉水一混，水就不凉不热了不同；药之性味也多是从其功能概括出来的，药物虽有口尝的情况，传说中的神农尝百草即此，尝一尝黄连则味苦、干姜则味辛，亦即此。然大多数药物之味，是从功能概括出来的。历代医家用药经验，味辛者能行、能散、能润，味甘者能补、能和、能缓，味淡者能渗、能利，味酸者能收、能涩，味苦者能泄、能燥、能坚，味咸者能下、能软坚，因此有行、散或润作用的中药则言其味辛，以此类推，明白此点也就不难理解，诸如某药物甘苦、五味子五味俱备等情况了。

胆道蛔虫症归属中医的蛔厥，笔者曾变通乌梅丸方，治疗该病，其思可通俗喻之：①蛔所以窜入胆道，在于其在原"居住地"（如胃中）不"舒服"，不"舒服"就不"安分"，不"安分"就"乱窜"，而窜入胆道；②窜入狭窄的胆道，胆道不"宽松"，因之更不"舒服"，不"舒服"就"躁动"，一"躁动"就导致胆道痉挛，则使人剧痛，痛则胆道更痉挛，则使蛔虫更不"舒服"，越发"躁动"，人则更痛；③蛔躁动一阵子，"累了"就要"休息"一下，它"休息"，人也就稍安而痛缓，"休息"一会，再躁动，人之痛则又作。

此"思"之"喻"，道理看似简单，但简单之中却启示了治法：即以"安"为先。所谓"安"，即安蛔，使其"安分"，勿乱窜，勿躁动。如何使其"安"呢？一者用药以酸使其静，以辛使其伏；二者"缓"之，缓解胆道之痉挛，其结果，既可使人之痛"缓"，也可使胆道"缓"而利于蛔之"安"；三者调理脏腑之"环境"，不使蛔感到不"舒服"。历代医家对"蛔厥"之因所谈的"脏寒"也好，"寒热错杂"也好，"胃中湿热"也好，寓意皆在于示之调理脏腑功能以使蛔安而勿躁。

急腹症的治疗，基于六腑以通为用，多予攻下法，但对胆道蛔虫症若妄予攻下，则非善法。《伤寒论》乌梅丸并主久利，而厥阴之为病，有"下之，利不止"之告诫，因而"安蛔"为首务，先"安"而后言"驱"，或"安"中寓"驱"（即如用药之得苦则下），当为善法。

三、医案举例

【案 40】儿童胆道蛔虫症

安某，女，9 岁，河北医学院某医院职工孙女。

初诊：1972 年 6 月 15 日。

主诉：阵发性腹剧痛 2 日（家长代诉）。

现病史：患儿阵发性腹痛经外科确诊为胆道蛔虫症，保守治疗二日症状有增无减，且伴低热（37～38℃），决定手术治疗，术前准备已就绪，时笔者去患儿祖父科室查阅资料，患儿祖父问：中药有无办法？笔者答曰：可试服中药。

既往史：无类似病史。

证候：腹痛阵发加剧（家长一手按患儿输液之右上肢，一手按其腹部），发则辗转哭闹，双下肢因腹痛而伸缩乱动，痛则额汗、面赤、肢冷，稍缓则神疲闭目，呼之懒言，时欲呕，脉弦，舌红苔薄黄。

辨证分析：寒热失调，气机逆乱（蛔厥）。

治法：理寒热，调气机，安蛔。

处方：因患儿年幼服药不便，遂仿乌梅丸方意化裁。

乌梅 10g，川椒 10g，白芍 12g，生甘草 10g，元胡 10g，川楝子 10g。少量频服，每剂煎 2 次，药汁混合，分 3～4 次服之，每 1～2 小时服一次，夜间亦服之，日服 1.5～2 剂。

1972 年 6 月 16 日复诊：

患儿安卧，家长言昨日下午四点左右开始服药，服药后腹痛渐缓，夜间亦按医嘱服之，至上午已服药近二剂半，腹痛未作，家长已决定不做手术。外科主任视之，始则担心，如不手术可能会出问题，但见患儿病情稳定，亦同意暂缓手术。中药仍以原方原法服之，疼痛未作，第三日患儿已活动如常，腹痛未作，体温正常，已进食而无不适，遂停药，病未再复，追访数月病未复发。后至其上初中时询知仍未发病，家长喜之，笔者慰之，外科叹服之。本例的治疗难点在于：①患儿年幼服药不便；②已决定手术，仅有半日服中药的时间。中药治疗效果显著，显示了中医优势。

以本例的治疗用药而言，柯韵伯曾释云："蛔得酸则静，得辛则伏，得苦则下。"本例用方有乌梅之酸、川椒之辛、川楝子之苦，酸辛苦备而安蛔驱蛔，白芍和甘草乃取芍药甘草汤缓急止痛，延胡索、川楝子乃金铃子散行气止痛，川楝子用之其功有三：①味苦而使得下；②杀虫；③苦寒以泄热。延胡索合白芍其味辛酸，功行气血。"善思"之处还在于：小儿服药不方便，故一者变通乌梅丸方，取其法而简其药，二者服法取少量频服。取效之后，笔者依上法、上方化裁治疗多例胆道蛔虫症，均疗效满意。

【案41】鞭毛虫性结肠炎

程某，男，50岁，石家庄市某厂工人。

初诊：1986年8月15日。

主诉：腹泻半月余。

现病史：患者于半月前无明显诱因出现腹泻，伴恶心腹痛，不欲饮食，经河北医学院某医院确诊为鞭毛虫性结肠炎，服西药治疗（药名不详）乏效而就诊于中医。

证候：腹泻几至无度（时时欲便，昼夜十几次），泻下清稀，腹痛较剧，恶心不欲食，脉弦，舌红苔黄。

辨证分析：该患者泻下清稀，有如《内经》病机十九条所言："诸病水液，澄彻清冷，皆属于寒。"而舌红苔黄又为内热之证，据证分析乃寒热错杂，脾虚湿困。

处方：乌梅丸化裁。

乌梅15g，干姜10g，川黄连10g，黄柏10g，清半夏10g，茯苓10g，薏苡仁15g，车前子10g（包煎），使君子10g，藿香10g。

水煎服，每日 1 剂，分 2 次服，每周服 6 剂。

服药 1 剂症状大减，2 剂而腹泻腹痛好转，饮食如常人，脉缓，舌红苔白，患者自言无须服药也。因思该病已半月余，服药仅二日，恐病反复，故于原方去黄柏、车前子、清半夏，加党参 10g 以增健脾之力，3 剂后停药，追访二年，未再复发。

《伤寒论》乌梅丸方后言：该方"并主久利"。以此方治疗该患者，似无何稀奇，但值得回味的是以下几点：①如何理解"久利"？本患者发病半月，是否为"久利"？愚以为所谓"久利"内含"非纯实而蕴虚"之意，病虽半月，然便下清稀，舌红而苔黄，寒热错杂，虚实交错，此正切中应用乌梅丸之病机，故以之化裁。②患者已确诊为鞭毛虫性结肠炎，中医古籍无此病名，然坚持辨证论治，其效实出乎意料，说明治疗西医病因明确的疾病，辨证论治仍是关键。③运用古方，贵在变通，师其法而勿泥其方，勿胶柱鼓瑟，方可彰显古方之辉。

该二例，严格讲，虽不属疑难病，但前者"急"，后者"重"，其治，无疑亦有一定的难度。

对一些较难理解之条文内容，活跃思维，赋予己见。

第十五章　百合地黄汤

一、《金匮要略》原文

百合病者，百脉一宗，悉致其病也。意欲食复不能食，常默然，欲卧不能卧，欲行不能行，饮食或有美时，或有不用闻食臭时，如寒无寒，如热无热，口苦，小便赤，诸药不能治，得药，则剧吐利，如有神灵者，身形如和，其脉微数。

每溺时头痛者，六十日乃愈；若溺时头不痛，淅然者，四十日愈；若溺快然，但头眩者，二十日愈。其证或未病而预见，或病四、五日而出，或病二十日或一月后见者，各随证治之。

百合病不经吐、下、发汗，病形如初者，百合地黄汤主之。

百合（七枚，擘），生地黄汁（一升）。右以水洗百合，渍一宿，当白沫出，出其水，更以泉水二升，煎取一升，去滓，内地黄汁，煎取一升五合，分温再服。中病，勿更服，大便当如漆。

二、妙用之思考

何以言百合病呢？症状多而又不定（所以"如有神灵者"），恰如《素问·疏五过论篇》所言："医工诊之，不在藏府，不变驱形，诊之而疑，不知病名，身体日减，气虚无精。"不知病名，而言百合病，正如魏荔彤所言："盖古有百合病之名，即因百合一味而瘳此疾，因得名也。"可见用"百合"乃唯一不变之药。

何以言"百脉一宗，悉致其病"呢？尤在泾注释曰："百脉一宗者，分之则为百脉，合之则为一宗，悉致其病，则无之非病矣。""热邪散漫，未统于经，其气游走无定，故其病亦去来无定。"笔者以为"悉致其病"不是百脉都出现病证，而是都"可能"被波及而出现病证，亦即"游走无定"，但心主血脉、肺朝百脉，故心、肺常为之主。且由是分析，百合病者的脉象似无定体，有些医案所述脉象可视为个例。

症状出现虽然多，"诸药不能治"，且病程可以很长，即如仲景所云："其证或未病而预见或病四五日而出，或病二十日，或一月微见。""一月不解"，但并不"危"。如《张氏医通》医案：内翰孟端士尊堂太夫人，因端士职任兰台，久疏定省，兼闻稍有违和，虚火不时上升，自汗不止，心神恍惚，欲食不能食，欲卧不能卧，口苦，小便难，溺则洒淅头晕，自去岁迄今，历更诸医，每用一药，辄增一病，用白术则窒塞胀满、用橘皮则喘息怔、用远志则烦搅哄热、用木香则腹热咽干、用黄芪则迷闷不食、用枳壳则喘咳气乏、用麦门冬则小便不禁、用肉桂则颅胀咳逆、用补骨脂则后重燥结、用知柏则小腹枯瘪、用黄芩、栀子则脐下引急、用香薷则耳鸣目眩，时时欲人扶掖而走，用大黄则脐下筑筑，少腹愈加收引，遂致畏药如蝎，惟日用人参钱许，入粥饮和服，聊借支撑。交春，虚火倍剧，火气一升，则周身大汗，神气骎骎欲脱，惟倦极少寐，则汗不出而神思少宁，觉后少倾，火气复生，汗亦随至，较之盗汗迥殊。直至仲春中澣，邀石顽诊之，其脉微数，而左尺与左寸倍于他部，气口按之，似有似无，诊后，款述从前所患，并用药转剧之由。石顽曰：此本平时思虑伤脾，脾阴受困，而厥阴之火尽归于心，扰其百脉致病，病名百合，此证惟仲景金匮言之甚详，本文原云诸药不能治，所以每服一药，辄增一病，惟百合地黄汤为之专药，奈病久，中气亏乏殆尽，复经药误而成坏病，姑先用生脉散加百合、茯神、龙齿，以安其神，稍兼萸连，以折其势，数剂稍安，即令勿药，以养胃气，但令日用鲜百合煮汤服之，交秋天气下降，火气渐伏，可保无虞。迨后仲秋，端士请假归省，欣然勿药而康。后因劳心思虑，其火复有升动之意，或令服左金丸而安。嗣后稍觉火炎，即服前丸，第苦燥之性，苦先入心，兼之辛燥入肝，久服不无反从火化之虞，平治权衡之要，可不预为顾虑乎。该案病人经年余之久，而未"危"，什么样的疾病能有此情况呢？恐怕"情志病"多见此吧，《素问·疏五过论篇》云："尝贵后贱，虽不中邪，病从内生，名曰脱营；尝富后贫，名曰失精。"《医宗金鉴》言："或平素多思不断，情志不遂，或偶触惊疑，卒临景遇，因而形神俱病，故有如是之现证也。"《张氏医通》医案"平时思虑伤脾""欣然勿药而康"也可证。因此该病的治疗，调理情志、养心、守神、定志当为关键。

对该病病机，医家多云"阴虚内热"。笔者以为，若素禀"阴虚内热"，可能易招致发病，但主要的是情志所伤，郁而生热，热而损阴，因此从因果关系分析，此"阴虚内热"主要是"果"而非"因"，其治疗用药与一般"阴虚内热"者，稍有不同，在重调情志基础上，当注意用药和平，调和阴阳，即如《灵枢·五色篇》所云："用阴和阳，用阳和阴。"故仲景文"发汗后者""下之后者""吐之后者"，指出治法之不当，出示治法则云"见阳攻阴此其逆""见阴攻阳，此亦为逆"。

仲景原文曰："每溺时头痛者，六十日乃愈；若溺时头不痛，淅然者，四十日愈；若溺快然，但头眩者，二十日愈。"笔者初觉费解，虽注家言"六十日""四十日""二十日"，均非定数，而意为病愈时间之长短，但何以用"每溺时的情况"来判断呢？程云来曰："头者诸阳之首，溺则阳气下施，头必为之动摇，曷不以老人小儿观之，小儿元气未足，脑髓未满，溺将出头为之摇，此阳气不充故耳。老人血气衰，肌肉濇，脑髓清，故溺出时不能射远，将完必湿衣，而头亦为之动者，此阳气已衰不能施射故耳。由此观之，溺出头之痛与不痛，可以观邪之浅与深矣。故百合病，溺出头痛者，言邪舍深而阳气衰矣，内衰则入于脏腑，上则牵连脑髓，是以六十日愈。若溺时头不痛淅然者，淅淅如水洒淅皮毛外舍于皮肤肌肉，尚未入脏腑之内，但阳气微耳，是以四十日愈。若溺出快然但头眩者，言邪犹浅，快则阴阳和畅，营卫通利，脏腑不受邪，外不淅淅然则阳气尚足完固，但头眩者是邪在阳分，阳实则不为邪所牵，故头不疼而眩，是以二十日愈也。"其所言"头为诸阳之会，溺则阳气下施"有道理，但其后以"阳气衰""阳气微""阳气和畅"来解"愈时"之不同，则值得推敲，果如其解，岂不是存在阳气不足的问题么？但百合病诸方均未涉及阳气。笔者以为从"气"和"气机"分析，似觉合理，由前所述，本病与情志因素关系颇深，而情志变化最易牵动"气机"。常见精神紧张则欲溺，所谓"恐则气下"（此与程云来所言"阳气下施"相通），溺后下施之气则升而复常，否则上气不足则会头痛，轻则淅然。气机能否及时迅速复常，反映了邪之轻重，而出现"愈时"之差异，从情志、气、气机来理解，似觉贴切。邹润安从"肺不主肃降""治节不行"来解。其曰："今邪阻于上而不下行，为肺之不主肃降，无能遁矣，故欲征其愈期，极宜验其小便。凡溺时必肺气下导，小便乃出，今气拄于头，即欲下行，上先有故，则肺形之轩举不随，气之支结不降，亦又何疑？乃头中之不适，复分三等：其最甚者，至气上拄而为痛；其次则不痛而为淅淅然；又其次则因小便通而快然。即此验其轩举支结之浅深微甚，既了如指掌矣。"虽似涉及"气机"，但以"邪阻于上"来阐释则嫌牵强。

本病病因主要是情志刺激或兼"虚"（体虚），然诸多用药无效，而在调理情志之中用"百合"则有效，乃如《日华子本草》所言，百合有"安心、定胆、益智、养五脏"而"治癫邪啼泣、狂叫惊悸……并治产后血狂运"，且有"清痰火、补虚损"（《本草纲目拾遗》）、"补中益气"（《神农本草经》）之功，百合地黄汤乃百合病正治法，正如尤在泾所言："此则百合病正治之法也，盖肺主行身之阳，肾主行身之阴，百合色白入肺，而清气分之热，地黄色黑入肾，而除血中之热，气血既治，百脉俱清，虽有邪气，亦必自下。"

基于上述分析：笔者取百合之养心、安神、益智、补虚损，生地黄之育阴且可"逐血痹"，用于某些心脏疾患之治疗。瓜蒌薤白半夏汤、百合地黄汤，一偏治"实"，一偏治"虚"，随证化裁。

三、医案举例

【案42】化脓性脑膜炎后感染中毒性心肌炎

韩某，男，15岁，河北省行唐县人。

初诊：1976年12月18日。

主诉：心慌胸闷反复加重2年余。

现病史：患者1974年12月8日突发高烧、头痛、呕吐，在当地医院拟诊"化脓性脑膜炎"。1974年12月11日转石家庄市某医院治疗，1974年12月14日突发心前区疼、心慌，心脏听诊闻及心包摩擦音。1976年1月2日及1976年12月30日两次出现神志不清，每次达半小时之久，即转河北省某医院治疗，住院号：91511。当时心脏向两侧扩大，以左侧明显，肝肋缘下1cm可触及，质中等硬，无明显压痛，颈静脉怒张，肝颈静脉回流征阳性。查白细胞计数：6000×10^9/L，中性粒细胞百分比：74%，淋巴细胞百分比：21%，血红蛋白：106g/L。X线检查：心脏向两侧扩大。腰穿：脑脊液清晰、透明，压力60滴/分。常规检查：无色透明，蛋白（－），细胞数1个/mm^3，给予抗菌素（青、链霉素）、能量合剂及激素治疗，于1月13日好转出院。

出院诊断：化脓性脑膜炎恢复期，感染中毒性心肌炎。

1975年3月19日因心慌胸闷不能平卧伴咳嗽、吐痰、发烧（体温38℃），再次入院，检查：除心脏向两侧扩大外，胸骨左缘第4肋间闻舒张期奔马律，心音弱，下肢轻度指凹性浮肿，经强心利尿抗感染及激素治疗，1975年4月14日出院。1975年6月5日及1976年1月9日因类似症状而第三次、第四次入院。第四次入院后伴发鼻窦炎（曾行上颌窦穿刺排脓），并因扁桃体炎于1976年2月5日做扁桃体切除，二次入院治疗后均好转出院。患者第四次出院后，仍长期服用激素（激素停用即发生胸部憋疼、心慌甚而出现奔马律）及多种抗菌素，症状仍时轻时重，因家境贫寒，数次住院均欠费自动出院，而于1976年12月18日由中医治疗（此时激素已用近2年）。

证候：满月脸、身浮肿（体重164斤），精神萎靡（于医院楼道内置一薄褥卧其上），动则心悸甚，伴胸部憋闷作痛，脉细数，舌红苔白润。

辨证分析：胸阳不振、痰浊闭阻、气滞血瘀为标，心阳不足、心血亏耗为本。

治法：先予治标，以宽胸祛痰、行气活血治之。

处方：瓜蒌薤白半夏汤加味。

瓜蒌15g，薤白10g，厚朴10g，清半夏10g，茯苓25g，紫苏10g，枳壳10g，桃仁6g，红花6g，石菖蒲10g，怀牛膝10g。

方以瓜蒌薤白半夏汤宽胸祛痰，厚朴、枳壳、紫苏理气，桃仁、红花活血，茯苓宁神健脾去痰之源，石菖蒲开心窍。

瓜蒌薤白白酒汤、瓜蒌薤白半夏汤证为胸阳不足、痰饮停聚，治以通阳散结、豁痰下气及逐饮降逆之方，此点医家多有言及。需要思考的是：①瓜蒌薤白半夏汤，方中薤白较瓜蒌薤白白酒汤减量，魏念庭云："用半夏之苦以开郁行气，痛甚则结甚，故减薤白之湿，用半夏之燥，更能使胶腻之物，随汤而荡涤也。"其开郁行气散结，亦可用于中阳虚者，如王旭高医案（《环溪草堂医案》，胸中为阳之位，清阳失旷，则胸痹而痛，下午属阴，故痛甚也，用苓桂术甘汤加味：茯苓、甘草、桂枝、白术、瓜蒌、薤白、半夏、陈皮、干姜、白蔻仁。再诊：胸痹痰饮，脘痛甚则呕酸，脉细，胃阳不布先以通阳，吴茱萸、干姜、白蔻仁、炙甘草、桂木、瓜蒌、薤白、枳实、半夏、茯苓、陈皮。②瓜蒌薤白半夏汤与小陷胸汤比较，多薤白、白酒之温中散结，少黄连之清热开结。小陷胸汤的"正在心下，按之则痛"，亦有适用瓜蒌薤白半夏汤者，区别则在于"寒"与"热"二字，小陷胸证，脉"浮滑"，胸痹之病，脉"寸口脉沉而迟，关上小紧数"（这里的"迟"与"数"，按南京中医学院金匮教研组编著之《金匮要略译释》所言，当为脉的动态，非至数，"迟"为疲弱不前，"数"为躁动不静，此说较准确。）则为辨证区别应用之着眼点。

上方服 3 剂后胸疼减轻，以上法略加减至 1977 年 1 月 20 日再诊，胸部憋闷疼痛若失。脉细数，舌红苔薄白，改以养心为主治疗。

处方：百合地黄汤、百合知母汤加味。

生地黄三钱，百合三钱，阿胶三钱（烊化），炒枣仁五钱，党参三钱，麦冬三钱，远志二钱，炙甘草二钱，知母二钱，三七五分（冲服）。

方以养心之品兼益心气以治本，以三七活血通经。

经上法治疗至 1977 年 5 月 10 日（有外感时暂予疏表宣肺法治之），诸症好转。心率 96 次 / 分。胸片未见明显异常。经接受中药治疗后激素逐渐减量，已完全停服。

遵 1977 年 1 月 20 日方意，以下方配丸剂巩固治疗。

炒枣仁一两，丹参一两，党参一两，麦冬一两，知母一两，远志一两，炙甘草一两，生地黄一两，百合一两，阿胶一两，白术五钱。蜜丸三钱重，每服一丸，间断用五分三七（冲服）并丸服。

1978 年 3 月份随访，情况良好。其后娶妻生子，其子考上石家庄市某中等专业学校后，携其子来石家庄深表谢意。多年来，病未再发，体健劳作如常人。

该患者病情复杂，病势缠绵，多次住院且长期应用糖皮质激素，出现了明显的副作用，给治疗带来了很大困难。但依"辨证论治"法则，遵"急则治其标，缓则治其本"之训，以瓜蒌薤白半夏汤、百合地黄汤、百合知母汤化裁治疗，辨证既准，则守方施治，不操之过急，不频于更方，而收满意效果，可见认真学习中医基础理论之重要。

接诊该患者时，笔者工作不满十年，阅历尚浅，靠的是坚持中医理论指导、辨证论治和善思活法（活用经方等）。处方的某些思考已如前述。另有一点思考是：患者家境贫寒，年龄不大，多次住院已有情志内伤，故宁心安神以养心，亦为重要思路。

关于知母的运用：患者长期用糖皮质激素，副作用已很明显，对抗、消除其副作用亦为治疗时一个重点。当时曾见到某报道言：知母可以对抗激素副作用，亦有根据其治疗激素副作用的表现推其类似中医助阳药者（助肾阳），笔者用知母，未单从上述考虑，而是从证候表现去思考激素的副作用：①可以出现满月脸（西医称之为脂肪搬家），望之有虚浮之象，而患者又常乏力气短，乃"形胜气"，存在着"虚"；②服之会有欣快感，甚至影响睡眠，存在着"心神被扰"；③长期应用可能引起高血压，而"阴阳失和"；④可出现痤疮，则为"热"（相火升腾或阴虚内热），此乃激素副作用出现之"证"。再思知母：百合知母汤乃"百合病发汗后者"之用方，汗之可伤气损液，使本以肺阴不足者更为不足，虚热加甚，故用该方。知母"润心肺、补虚乏，安心止惊悸"（《日华子本草》）、"泻肺火、滋肾水，治命门相火有余"（王好古），此亦与激素副作用之治合拍。

依上述思考而合用百合知母汤，经治疗，随诸症之好转，使激素减量而至停用，副作用减轻而至消除，此虽为组方的整体作用，但知母之功亦参在其中。这也为如何治疗激素副作用提供了思考点。

笔者介绍 40 余年前此病例，其意之一，亦在于为年轻中医之临床提供参考：即勿以阅历浅而不敢为！

顺便提及的是，该患者病卧于地上，被当时中医科李主任发现，李主任为参加过抗美援朝伤员护理的干部，主动询问，方知病情，而请笔者为其治疗。李主任并亲自在家中为患者煎药，对患者及家属的同情，建立了医患感情，使患者坚持中医治疗而获痊愈。思"大医精诚"之训，吾辈虽非"大医"，然"同情"显"精诚"，足证医者岂可无同情心焉！

要注意，医者"艺"也，《张氏医通》云："艺术之学，惟医林最繁，汗牛充栋，莫可明喻。"要艺"精"重要的一点是要有多学科知识的积累，要"览观杂学，及于比类通和道理""中及人事"，如恶性肿瘤治疗中的"人性问题",以"房事"为例,所谓"房事"问题应灵活的看待,一是不应房事过度(曾有西医言,中医论此点有些"过分",男人不就丢失些蛋白吗?其言则谬,房事不仅仅是丢点蛋白,房劳既伤肾,更"伤神")。二又不必强调禁房事,《养生四要》中孟子曰:"养心莫善于寡欲。寡之者,节之也,非若佛老之徒,弃人伦,灭生理也。"有的肿瘤病人与医生小声谈,可以同床吗?余言可以适度同床。因患者谈此证实其身心不竭,禁止则抑其神,但要掌握一个度,即不"纵"不"禁"。要注意的是:临床谈房劳伤肾的很多,继而将房事视为伤人之举,这是片面的。一者,"房劳"重点是"劳",与房事有区别。再者,中医也从来不禁房事。如《抱朴子》曰:"人复不可都绝阴阳,不交则坐致壅阏之病,故幽闭怨旷,多病而不寿也。任情肆意,又损天年,唯有得其节宣之和,可以不损。"《医心方》引《玄女经》提到"阳得阴而化,阴得阳而通,一阴一阳相须而待"即可"男致不衰,女除百病,心意娱乐,气力强然"。且房事并非单单地"泄精",要"神和意感",则如《沈氏尊生书》曰:"不惟有子,具有补益之助。"处理好人性问题其实也是一种艺术。有时"人事"是脱出理论框架的,如生活中的一些情况。

医者"意"也,注意以"意"调之。何谓"意"?张景岳所说:"谓一念之生,心有所向而未定者,曰意。"《旧唐书·许胤宗传》有载:"医者,意也,在人思虑。"强调医生诊病时要重视深思熟虑,分析病情。又张景岳言:"意贵园通,用嫌执滞,则其要也。"《内经》有言:"谨察间甚,以意调之,间者并行,甚者独行。"而《医源》更视之最上乘,曰:"以意调之,最是上乘,不得已而用药,已落二乘。"

"守方"与"不可执方"。仲景言:"知犯何逆,随证治之。"又如

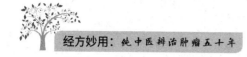
"短气有微饮，当以小便去，苓桂术甘汤主之，肾气丸亦主之""病溢饮者，当发其汗，大青龙汤主之，小青龙汤亦主之"。皆为"不可执方"（《友渔斋医话》提到：医之用药如将之用兵…病无常势，医无常形，能因敌变化而胜者，谓之神明，能因病变化而取效者，谓之神医。）能因病之变化而取效则在于不可执方，但又应注意"守方"。

仲景亦有小方治大病之妙处。

第十六章　小承气汤

一、《伤寒论》《金匮要略》原文

《伤寒论》原文：

阳明病，脉迟，虽汗出，不恶寒者，其身必重，短气，腹满而喘，有潮热者，此外欲解，可攻里也。手足濈然汗出者，此大便已硬也，大承气汤主之。若汗多，微发热恶寒者，外未解也，其热不潮，未可与承气汤，若腹大满不通者，可与小承气汤微和胃气，勿令至大泄下。

大黄四两（酒洗），厚朴二两（炙，去皮），枳实三枚大者（炙）。右三味，以水四升，煮去一升二合，去滓，分温二服。初服汤，当更衣，不尔者，尽饮之。若更衣者，勿服之。（"千金"三味下，有㕮咀二字。"千金翼"作初服谵语即止，服汤当更衣，不尔尽服之。"外台"作若一服得利，谵语止，勿服之。）

阳明病，潮热，大便微硬者，可与大承气汤；不硬者，不可与之。若不大便六七日，恐有燥屎，欲知之法，少与小承气汤，汤入腹中，转矢气者，此有燥屎也，乃可攻之；若不转矢气者，此但初头硬，后必溏，不可攻之，攻之必胀满不能食也。欲饮水者，与水则哕。其后发热者，必大便复硬而少也，以小承气汤和之。不转矢气者，慎不可攻也。

阳明病，其人多汗，以津液外出，胃中燥，大便必硬，硬则谵语，小承气汤主之。若一服谵语止者，更莫复服。

阳明病，谵语，发潮热，脉滑而疾者，小承气汤主之。因与承气汤一升，腹中转气者，更服一升。若不转气者，勿更与之；明日又不大便，脉反微涩者，里虚也，为难治，不可更与承气汤也。

太阳病，若吐、若下、若发汗后，微烦，小便数，大便因硬者，与小承气汤和之愈。

得病二三日，脉弱，无太阳柴胡证，烦躁，心下硬，至四五日，虽能食，以小承气汤少少与，微和之，令小安，至六日，与承气汤一升。若不大便六七日，小便少者，虽不能食，但初头硬，后必溏，未定成硬，攻之必溏。须小便利，屎定硬，乃可攻之。宜大承气汤。

《金匮要略》原文：

下利谵语者，有燥屎也，小承气汤主之。

二、妙用之思考

笔者初习医时，对小承气汤之效应，心存疑虑，因"谵语"非轻症，用之果有效否，后观历代医家之医案，如李士材医案（治一人，伤寒至五日，下利不止，懊憹目张，诸药不效，有以山药、茯苓与之，虑其泻脱也。李诊之曰：六脉沉数，按其脐则痛，此协热自利，中有结粪，小承气倍大黄服之，果下粪数枚，利止，懊憹亦愈。酒洗大黄12g、厚朴9g、炒枳实6g。）、许叔微医案（治一人，病伤寒，大便不利，日晡潮热，两手撮空，直视喘急，更数医矣。许曰：此诚恶候，见之者九死一生，仲景虽有症而无治法。况已经吐下，难于用药，勉强救之，若得大便通而脉弦则可生。乃与小承气汤一剂，大便利，诸疾渐退，脉且微弦，半月愈。或问曰：下之而脉弦者生，此何谓也？许曰：仲景曾提到"寻衣妄撮，怵惕不安，微喘直视，脉弦者生，濇者死。微者但发热谵语者，大承气汤主之"。予观钱氏直诀说："手循衣领及捻物者，肝热也。"此症在仲景列于阳明部。盖阳明者胃也。肝有热邪，淫于胃经，故以承气汤泻之，且得弦脉，则肝平而胃不受克，所以有生之理也。)、张意田医案（治董友之母，年将七旬，病已八日，脉亦软缓而迟滞，发热日晡益甚，舌苔黄厚，大便不行，畏寒呃逆。阅诸方咸以老年正气虚，用丁香柿蒂散与补阴之剂。夫脉来迟滞畏寒，阳邪入里也，舌苔黄厚，日晡热甚，阳明实也。此乃表邪未解，而陷里之热急，致气机逆塞，而发呃，法当下之，毋以高年为虑也。与小承气汤，服后大便转矢气，兼有心烦不宁之象，与一剂，临晚下黑屎数枚，二更战栗壮热，四更有大汗，天明又便黑屎，然后呃止神清而睡，此实呃之证也，宜审之。)始悟该方之妙。

　　承气本为攻下，然仲景对小承气则曰"微和胃气，勿令至大泄下""以小承气和之""以小承气汤少少微和之"，又恐有燥屎者，欲行大承气，先与小承气试之，或服小承气腹转气者，更服之，若不转气者，勿更与之。言小承气汤"和"之，又可作为试剂探病，足证其方并不猛峻。

　　大便硬者可与小承气汤，下利者亦可用之，尤其后者，当辨证准确。又燥屎之下利（所谓热结旁流），脉当滑而疾，或迟而滑，或滑数，或沉数、沉实、沉滑，此又不可不细细体察。

　　关于"转气"：《伤寒论》中"转气"作为是否有燥屎的判别点，仲景言"转气"及"转矢气"，亦有言"转失气"者。按"矢"为"屎"，矢气即屎气；对"失气"，有的医家言"失泄之气"，此论倒值得思考，胃肠本有气，此气不应"失泄"，当泄不泄则腹满，甚而如小承气汤证的"腹大满""腹满不能食"。《灵枢·平人绝谷》有"胃满则肠虚，肠满则胃虚，更虚更满，故气得上下"之语，此气得上下，正解应指"气机"，但亦不妨考虑为肠胃之气的动态，普外科大夫对胃肠术后的病人巡视时，常重视是否排气，病人言已"排气"，大夫则"松一口气"，若久久不排气，肠蠕动不好，则易发肠粘连，甚而肠梗阻，而致上呕吐下闭塞，成"关格"之证。《素问·六微旨大论篇》曰："出入废则神机化灭，升降息则气立孤危……是以升降出入，无器不有。"可见气当"泄"而不当"失泄"，但又不可大泄，若矢气频传则提示可能肠中积秽。不当"失泄"又不当"频传"，此正为辩证的统一，中医言"辨证"，哲学有辩证，辨证以论治，辩证而统一，此理不可谓不相通，亦中医之医理寓哲理也。

《伤寒论》条文及医家医案所涉及之脉象均为小承气汤之应用参考。

三、医案举例

【案 43】腑实神昏

田某，男，79 岁，系笔者之外祖父，1966 年秋笔者就读于天津中医学院，时外祖父虽年近八旬，但素体康健，因已三日不进食，神识不清，召家父往视。因家父诊务繁忙，嘱我先去外祖父家（外祖父家距我家尚五十余里）。行前家父曰：根据来人介绍发病情况分析，注意是否为承气证，我于正午到外祖父家时，见其神识不清，呼之不应，已三日未进食。乡医嘱其服人参汤一次，病情有增无减，细问发病情况，舅父曰：病前一日，晚饭进食猪肉韭菜水饺较多，食后而安睡，后即不能起床，诊其脉迟而滑，望舌苔黄燥，按脘腹时见其蹙眉而以手拒之。因思此乃腑气不通阳明悍热上冲至神识不清，大便三日未行，有"内关"之虞。遂按家父所嘱，处以小承气汤：枳实 10g，厚朴 10g，大黄 10g。乡医以为我年轻猛浪，不同意服此方，我即亲自煎与服之，先服药二分之一，约一个小时，即排出状如枣大、坚硬之粪块五枚，须臾又排略溏大便一次。随之，神识即清，扶之即可坐起，且思食矣，时已近傍晚，乃与服稀粥半碗，所余药液亦未再服，次日晨，起坐行动已如常人。其后4年病未再发。

柯韵伯论述大承气的应用时，指出："夫诸病皆因于气，秽物之不去，由于气之不顺，故攻积之剂，必用行气之药以主之……夫方分大小，有二义焉，厚朴倍大黄是气药为君，名大承气，大黄倍厚朴是气药为臣，为小承气。味多性猛，制大其服，欲令泄下也，因名曰大。味少性缓，制小其服，欲微和胃气也，故名曰小，二方煎法不同，更有妙义。大承气用水一斗，先煮枳朴煮取五升，入大黄煮取二升内芒硝者，以药之为性，生者气锐而先行，熟者气钝而和缓，仲景欲使芒硝先化燥屎，大黄继通地道而后枳朴除其痞满，缓于制剂者，正以急于攻下也。若小承气则三物同煎，不分次第，而服只四合，此求地道之通，故不用芒硝之峻，且远于大黄之锐矣，故称为微和之剂。"

附"大黄后下"之推敲：研读经典，贵在"微""细"，从微细中探索往往引发一些新的思考，而不致于人云亦云。《伤寒论》大、小承气汤的煎法即是一例。

《伤寒论》记载大承气汤和小承气汤在煎法上的区别是：小承气汤中大黄、枳实、厚朴三物同煎，大承气汤中先煎枳实、厚朴，后下大黄，最后纳芒硝。关于大黄后下，目前大多认为：大黄后下，煎煮时间不长，有利于泻下；若煎煮时间长，则减弱泻下作用。似乎大、小承气汤煎法上的区别在于大黄煎煮时间的长短。但细细推敲《伤寒论》原述，则发现其实二方煎法的区别不在于此，而在于厚朴、枳实煎煮时间的长短。请看《伤寒论》记载：大承气汤"以水一斗，先煮二物，取五升，去滓，内大黄，更煮取二升"；小承气汤"以水四升，煮取一升二合"，大承气汤中大黄煎煮时间为由五升药液煮至二升所用的时间，小承气汤中大黄煎煮时间为由四升药液煮至一升二合所用的时间，两者相差无几。笔者按《伤寒论》记载进行二方煎煮观察，结论亦是二方中大黄煎煮时间差别不大。这说明，研究大承气汤的泻下效应，更应重视厚朴、枳实的久煎和去滓再煎。

从仲景方剂的煎法规律看，有些方剂（如葛根汤、桂枝去芍药加蜀漆牡蛎龙骨救逆汤、小陷胸汤、茯苓桂枝甘草大枣汤、茵陈蒿汤等）中的药物（如葛根、蜀漆、栝蒌、茯苓、茵陈等）先煎、久煎在于加强疗效；有些方剂去滓再煎（如大柴胡汤、小柴胡汤、半夏泻心汤、生姜泻心汤、甘草泻心汤、旋覆代赭汤、柴胡桂枝干姜汤等）可中和药性，刚柔相济，气全而不溷浊。厚朴、枳实在大承气汤中既久煎又去滓再煎，则具上述双重意义，这样的煎法有利于加强大承气汤之效应。

仲景方剂中大黄煎煮时间短者，不在于荡实攻下而在于泄热，如柴胡加龙骨牡蛎汤"内大黄切如棋子，更煮一、两沸"，取大黄和胃气以止谵语；大黄黄连泻心汤以麻沸水渍之，则取大黄泻心火清胃热而消痞。可见，《伤寒论》中加强大承气汤的泻下作用，不在于"大黄后下"。从药理研究资料看，大黄泻下作用是复杂的，仅从其成分看，有资料已证明其有效泻下成分约20种，但仍不能完全代表大黄的泻下效应，还可能有其他较强的泻下活性物质存在。因此在研究大承气汤的作用时，应从多渠道入手，至少应重视厚朴、枳实久煎、去滓再煎的研究。

外祖父病情可谓危重，虽年事已高，而外祖父所患乃腑实证。乡医实以虚治，予服人参汤，无异火中加薪，而惧于承气之应用者，乃未识小承气"微和胃气"之功，乃"以求地道之通……且远于大黄之锐矣"，况余所用药，大黄未倍厚朴，可谓有所变通，更不至于大泄下。至于服药方法，乃依《伤寒论》所言："初服汤当更衣，不尔者尽饮之。若更衣者，勿服之。"外祖父服用小承气汤未尽剂竟获殊功，给我留下了深刻的印象，并坚定了以下信念：①必须重视中医理论的深入学习；②必须坚持辨证论治；③经方应用得当，可获奇效，必须深研经典。

第十七章 桂枝加桂汤

一、《伤寒论》《金匮要略》原文

《伤寒论》原文：

烧针令其汗，针处被寒，核起而赤者，必发奔豚，气从少腹上冲心者，灸其核上各一壮，与桂枝加桂汤，更加桂二两也。

《金匮要略》原文：

发汗后，烧针令其汗，针处被寒，核起而赤者，必发奔豚，气从少腹上至心，灸其核上各一壮，与桂枝加桂汤主之。

桂枝五两（去皮），芍药三两，生姜三两（切），甘草二两（炙），大枣十二枚（擘）。上五味，以水七升，煮取三升，去滓，温服一升。本云桂枝汤，今加桂满五两，所以加桂者，以能泄奔豚气也。

二、妙用之思考

奔豚病，仲景又曰：奔豚气病。可见最关紧要者为"气"字，乃气机之逆乱，故仲景曰：奔豚病……皆从惊恐得之。惊恐则致气机逆乱，因而调理气机以平逆乱为治疗之要点。

奔豚气的病发起止部，按仲景所云：起自少腹冲至"心""咽喉"，后世之应用则扩展到起自少腹、小腹、中极，大腿内侧（两腿内→阴股

→小腹→少腹）。

从奔豚气病的症状看，可以说病情重，"发作欲死"，但不危，即"复还止"。

奔豚气病从气机紊乱分析，可以肺气之逆（肺苦气上逆）、胃气之逆（胃气以降为顺）、肝气之逆（肝气当条达疏泄）、肾气之逆（肾者主蛰）及心气之逆（心主血脉，气血运行不当则逆乱），因而其证候除仲景所言者外，亦可见咳喘、呕恶、烦躁及挟痰饮、水气冲逆所致证候（如心阳不振、水气上犯、脐下悸、欲作奔豚之茯苓桂枝甘草大枣汤证，以及中阳虚、水气上逆之心下逆满、气上冲胸之茯苓桂枝白术甘草汤证），其应用非一，历代医家之应用案例亦足征此。

附：医案选录

《经方实验录》案

刘右，初诊九月十六日，始病，中脘痛而吐水，自今年六月，每日晨泄，有时气从少腹上冲，似有瘕块，气还则绝然不觉，此但肝郁不调，则中气凝滞耳，可治，宜吴茱萸汤合理中汤。

淡吴萸四钱，生璐党五钱，干姜三钱，炙草三钱，生白术五钱，生姜三片，红枣十二枚。

二诊九月十八日，两服吴茱萸汤合理中汤，酸味减而冲气亦低，且晨泄已痊愈，惟每值黄昏吐清水一二口，气从少腹挟瘕上冲者或见或否，治宜从欲作奔豚例，用桂枝加桂汤更纳半夏以去水。

川桂枝三钱，白芍三钱，生草一钱五分，桂心一钱五分，制半夏五钱，生姜五片，红枣七枚。服后痊愈。

本案初诊以温降肝胃之品，以调达中宫，其脘痛吐酸晨泄证虽减，但冲逆之气犹未平。所以取法于桂枝加桂汤加减为治，故能服后诸病霍然，是乃非桂枝不足以破其结，非半夏不足以降其逆，非桂心不足以温其沉寒。可见经方用之得当，是能达到预期效果的。

熊廖笙编著《伤寒名案选新注》医案

肖琢如医案：张某，为书店帮伙，一日延诊，云近日得异疾，时有气痛，自脐下少腹起，暂冲到心，顷之止，已而复作，夜间尤甚，请医不能治，已一月余。审视舌苔白滑，脉沉迟，即与桂枝加桂汤，一剂知，二剂愈。

桂枝15g，白芍9g，生姜9g，炙甘草6g，大枣6g。

廖笙注：本案为肾气虚，因寒引动上乘之症。盖以太阳之邪不得外泄，内遏肾脏水寒之气，上冲于心，如豚之奔突，以太阳经脉络肾，寒邪由表犯里也。桂枝加桂汤，功能伐肾邪，降冲逆，兼解外寒，故服后肾邪平而营卫调，表里通和，病得以愈。本方加桂，有说加肉桂者，此案肖氏则加桂枝，不知孰是。李东垣说："气之薄者，桂枝也。气之厚者，肉桂也。气薄则发泄，桂枝上行而发表。气厚则发热，肉桂下行而补肾。"徐灵胎说："重加肉桂，不特御寒，且制肾水。"刘潜江说："气之厚者，亲下，即走里而入阴分。凡在里之阴滞而阳不足者，皆可治也。气之薄者，亲上，即走表而入阳分，凡在表之阳壅而阴不和者，皆可治也。"据此，则桂枝肉桂之用，岂不彰明较著哉！仲景书用桂而不云枝者二处：一桂枝加桂汤；一理中丸去术加桂。一主脐下悸，一主脐下筑，皆在下之病。本案加桂，肖氏加桂枝，一剂知，二剂愈，疗效显著，又将何说？无已，其难临床再实践可也。

姜佐景医案：治周右。气从少腹上冲心，一日四五度发，发则白津出，此作奔豚论治。

肉桂3g，桂枝6g，白芍6g，生姜6g，炙甘草6g，红大枣6g。

再诊：投桂枝加桂汤后，气上冲减为二三度发，白津之出亦渐稀，下泻矢气，此为邪之去路，佳。

肉桂 3g，桂枝 9g，白芍 9g，炙甘草 9g，生姜 3 片，红枣 10 个，厚朴 15g，半夏 9g。

廖笙注：本案亦为心阳不足，下焦寒气上逆之奔豚症。辨证要点：为气从少腹上冲心，发作有时。前案张某脉沉迟，舌苔白滑。本案发则白津出，为发作时口中清水流出，均为应用本方之着眼点。奔豚证为阴邪乘虚冲心，本方和营散邪，益火消阴故治之。再诊加厚朴、半夏之辛温，以降冲逆逐水饮也。至于加桂问题，上案已详，尤有言者，古书中无肉桂，崔氏肾气丸方，仲景亦用桂枝，今人则用肉桂，实践证明，加桂枝或肉桂，均无不可，要在辨明下焦寒气之轻重，轻则桂枝，重则肉桂，宜灵活掌握，不可拘泥。

治奔豚气病，仲景有二方，一为奔豚汤，二为桂枝加桂汤，前者乃气机郁结化热上冲，注意一个"热"字，二者应分清。

奔豚气病中为什么"核起而赤"呢？注家有些解释，如《金匮要略译释》（南京中医学院金匮教研组编）云：因为使用时不慎，以致寒邪从烧针部位侵入人体，使针刺部位的周围红肿。成无己云："针处被寒气聚而成核。"柯韵伯云："寒气外束，火邪不散，发为赤核。"张令韶云："外寒束其内火，火郁于内，故核起而赤。"诸家所云，大同小异，无非一为寒束，一为热郁，但依此看，则寒束何其易，火郁何其速也，笔者总觉牵强。倒是《医宗金鉴》所云："必其人素寒阴盛。"有些启发，即与人之"体质"有关。临床遇到有的病人（如患复发性口疮或白塞氏征者），肌肉注射时，有的皮肤之针处，红而起如核，西医云乃"过敏体质"之故。再思《经方实验录》案患者"每值黄昏吐清水一二口"，姜佐景医案

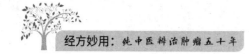

患者，病发则"白津"出，是否与西医之"植物神经功能紊乱"有些联系呢？故而思之可用于某些自汗症及西医胃肠神经功能紊乱症、神经官能症等。此笔者之一思，所治病人尚不多，有待进一步体验。

三、医案举例

【案 44】顽固性频繁呃逆

张某，男，81岁，河北省石家庄市某单位职工。

初诊：2013年8月30日。

主诉：上腹部烦闷、呃逆半年，加重3天。

现病史：半年前无明显诱因出现上腹部烦闷，自觉气自上腹部上冲至胸，并出现头晕甚，遂就诊于河北省某医院，查心电图示：心肌缺血，诊断为"冠状动脉粥样硬化性心脏病"。上消化道造影示：慢性胃炎。给予活血通络药物静脉点滴，共住院10天，症状缓解不明显。之后上腹部烦闷间断发作，发作时气上冲，头晕，进食后逐渐缓解，每月发作4～5次。2013年8月20日上腹部烦闷加重、发作欲死、呃逆。3天前夜间有饥饿感，随之出现呃逆频繁伴肩部及上肢不自主抽动，呃逆发作时有气不衔接感。

证候：神疲消瘦，瞳子少神，头晕，乏力，呃逆频繁、发作时伴肩部不自主抽动，随呃逆不断从座位上跃起，有气不衔接感，夜寐欠安，排大便不爽，尿频，偶有咳嗽，舌质红，苔白，脉滑。

辨证分析：饮停气逆。

治法：蠲饮降逆。

处方：小半夏加茯苓汤合桂枝加桂汤及连苏饮化裁。

清半夏30g，茯苓15g，白芍10g，甘草10g，桂枝15g，浙贝母

10g，紫苏叶 4g，黄连 6g，陈皮 10g。

水煎服，每日 1 剂，分 2 次服，每周服 6 剂。

就诊第 2 天患者外感，发热（体温 38.7℃），咽痛，考虑为外感风热证，遂暂停前方，予辛凉解表功效的银翘散加味，3 日后热退身凉，继续服用初诊方。

2013 年 9 月 9 日复诊：

诉 9 月 6 日晚曾有一次呃逆发作，之后症状减轻，偶有心悸、气短，余同前。以 2013 年 8 月 30 日方清半夏改为 15g，加生龙骨、生牡蛎各 30g，柏子仁 10g 治之，服药后呃逆好转。

随访 5 个月，一切正常，未再出现呃逆。

该例病人从证候表现的特点看，可以说具有二个字：一曰"重"，即病情重，病历半年有余，病发时难以忍受有"欲死"之感；二曰"怪"，即有些特殊之表现，呃逆时肩及上肢不自主抽动，随呃逆身体不断从座位上跃起。从处方用药看，可以说具有一个"活"字，即活用经方、时方，融《金匮要略》小半夏加茯苓汤、桂枝加桂汤及薛生白的连苏饮于一炉化裁施治。

"活"还体现在对古方、前人方剂的分析理解和体会上：仲景桂枝加桂汤为治奔豚病之方，其曰："奔豚病，从少腹起，上冲咽喉，发作欲死，复还止，皆从惊恐得之。"又曰："发汗后，烧针令其汗，针处被寒，核起而赤者，必发奔豚，气从少腹上至心，灸其核上各一壮，与桂枝加桂汤主之。"二文所言病机虽稍异，但皆为"气逆"之使然，故奔豚病亦称之为奔豚气病。应用该方顺气、降气常收捷效。兹举医案以证之：《邈园医案》载湖北张某，为书店帮伙，一日延诊，云近得异疾，时有气痛，自脐下少腹起，暂冲痛到心，顷之止，已而复作，夜间尤甚，诸医不能

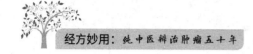

治，已一月有奇。审视舌苔白滑，脉沉迟。即与桂枝加桂汤，一剂知，二剂愈。

【案 45】疑难重症

索某，男，54 岁，干部。

初诊：1982 年 5 月 11 日。

主诉：右上腹疼痛 4 年余。

现病史：患者 1978 年 7 月 18 日在藤椅上乘凉，偶翻身后，突感右上腹刀割样疼，渐涉及右中、下腹，且伴束带样感觉，每次发作约 10～40 分钟。多种检查未见异常，对症治疗，病无稍减。乃于 1979 年 2 月 15 日转北京某医院住院。经椎管碘油造影疑"胸椎管狭窄"而行胸 2～4 椎板切除术。术后剧烈腹痛有增无已，且束带样感觉区扩展为胸、腹、下腹三条，并在相当于 11 肋间神经分布区出现明显敏感带，稍刺激即诱发腹部剧痛伴胸闷气促。乃于 1979 年 7 月 25 日自动出院。

其后，又再次住院。先后予 B 族维生素，进口痛痉灵口服，利多卡因局部封闭，地塞米松椎管内注射，仍无减轻，腹部束带样痉挛性抽痛频繁发作。遂于 1980 年 3 月 25 日再次赴北京，先后在首都 4 家大医院就诊，诊断未明，遂再次住某医院，并行胸 7～11 椎板减压、脊髓探查术，术后痛无稍减。又以东莨菪碱、0.25% 奴夫卡因静点，吗啡硬膜外封闭和背部肋间神经封闭，疼痛不见好转。三条束带样抽痛区范围越来越大，且出现沿坐骨神经刀割样痛，行走困难，腹部常围着腹带及暖水袋以求稍舒，于 1981 年 10 月 6 日再次自动出院。

出院诊断：颈椎病，蛛网膜炎待除外。

出院后，又静点氢化可的松 10 天，并服中药及针灸治疗，病情仍无缓解。4 年来，曾先后服用温中健脾、行气活血、疏肝柔肝、肝肾两调，化痰通络等中药无效。

证候：除腹痛外，细询病况得知，痛发时每伴气上冲感，且每于针灸后针孔周围出现红肿，脉沉而少力，尺部尤甚，舌质淡胖嫩，苔薄白。

辨证分析：据病情分析，与《金匮要略》及《伤寒论》中所言"奔豚病，从少腹起，上冲咽喉，发作欲死""烧针令汗出，针处被寒，核起而赤者，必发奔豚，气从少腹上冲心"相仿。证属阳虚，冲气上逆。

治法：温通阳气，降逆平冲。

处方：桂枝 15g，甘草 6g，白芍 10g，生姜 10g，大枣 6 枚。

水煎服，每日 1 剂，分 2 次服，每周服 6 剂。

1982 年 5 月 30 日复诊：

服药 1 剂即觉腹部坠胀感减轻，原有"心里哆嗦样感觉"亦消失，连服 18 剂，腹坠胀感消失，疼痛减轻。

1982 年 6 月 1 日复诊：因两胁痛甚，脉沉弦，舌淡苔白，暂予柴胡疏肝散 5 剂，又予活血化瘀剂 8 剂，服药后自觉四肢串痛，遂继服桂枝加桂汤。2 剂后，见有黄苔，乃改服奔豚汤化裁：甘李根白皮 15g，葛根 6g，黄芩 6g，白芍 10g，甘草 5g，生姜 9g，川芎 6g，当归 12g，半夏 9g。服药后腹胀痛加重并牵及后背痛，又在右腰部出现一处痛甚点。停服奔豚汤，仍予桂枝加桂汤。并用白芥子 15g，细辛 10g，元胡 10g，甘遂 10g，川乌 8g，麝香 1g 为末，黄酒调敷腰部痛点。每次敷药 4～5 小时，隔 2 日 1 次。经上述治疗疾病渐入坦途，诸症基本消失，再予桂枝加桂汤 5 剂，隔日 1 剂，以巩固疗效。停药半年追访，患者情况良好，已恢复正常工作。3 年中，多次追访，病无再发，遂停止追访。

该病之治，多有启发：①病人腹痛可谓"奇"而"重"（痛甚时曾予梅花针打刺，竟因腹皮绷紧致打刺针难于拔起）。辨证时抓住气上冲感、痛如"欲死"而予桂枝加桂汤后始见转机，坚持以该方为主治疗获满意疗效，证明仲景方运用得当，收效颇奇，也提示奔豚气病及桂枝加桂汤之作用，值得深入研究；②桂枝加桂汤，奔豚汤同治奔豚气病，然寒热迥异。治疗中仅因舌见黄苔，未详细辨证而改服奔豚汤，使腹痛加重。足证两方作用之泾渭分明，亦见"黄苔未必尽属热"，叶天士所云"有地之黄"值得体察分析；③外用药取法《张氏医通》白芥子涂法。意欲调气机、疏经脉，在该病治疗中似有一定作用，乃"内病外治"一小试也。

用经方治肿瘤，常常遇到这样的情况：因经方用药简练、价格便宜，因此一些初诊患者心有疑虑，问曰：药这么便宜，能抗癌吗？出现这种情况的原因：一是病家恐癌，认为癌是大病，当然应该用贵药；二是目前有些抗癌药物价格昂贵，甚至对一般家庭而言为"天价"药物，病家误解这才是好药。对这种情况，需向病人解释：药物贵贱与疗效一般无必要联系，价格昂贵并不一定是什么神药，价格便宜也并不是疗效差，关键是看需求，笔者曾笑而喻曰：敌敌畏便宜吃了可以死人，纯金贵重，古即有吞金而亡之说。要力求好的疗效，一些用药后获效的病家，又会言之"价格便宜疗效又好"而欣然赞之。当然该用贵重药也应无所顾忌地选用，不过绝大多数的中药还是不昂贵的。我们还应考虑一点：尽量避免出现"人亡"而又"家破"，这或许也算得上一点医德吧！